"十二五"职业教育国家规划教材
经全国职业教育教材审定委员会审定
卫生高等职业教育规划教材辅导教材

供护理类专业用

护理药理学学习指导

第4版

主　编　肖顺贞　杨丽珠
副主编　李湘萍　王瑞婷　李春莺
编　委（按姓名汉语拼音排序）

包金凤（内蒙古医科大学）
李　利（北京大学医学部）
李宝群（承德医学院）
李春莺（山西医科大学汾阳学院）
李湘萍（北京大学医学部）
陆　悦（北京大学医学部）
聂珍贵（首都医科大学燕京医学院）
沈云帼（北京卫生职业学院）
王瑞婷（承德医学院）
肖顺贞（北京大学医学部）
杨丽珠（漳州卫生职业学院）
姚景鹏（北京大学医学部）
赵淑清（北京大学医学部）
赵友文（北京大学医学部）

北京大学医学出版社

HULI YAOLIXUE XUEXI ZHIDAO

图书在版编目（CIP）数据

护理药理学学习指导/ 肖顺贞，杨丽珠主编. —4 版 .—北京：北京大学医学出版社，2014.10（2025.3 重印）

ISBN 978-7-5659-0824-8

Ⅰ.①护… Ⅱ.①肖… ②杨… Ⅲ.①护理学－药理学－高等职业教育－教学参考资料 Ⅳ.①R96

中国版本图书馆 CIP 数据核字（2014）第 061149 号

护理药理学学习指导（第 4 版）

主　　编： 肖顺贞　杨丽珠

出版发行： 北京大学医学出版社

地　　址：（100191）北京市海淀区学院路 38 号　北京大学医学部院内

电　　话： 发行部 010-82802230；图书邮购 010-82802495

网　　址： http：//www. pumpress. com. cn

E - mail： booksale@bjmu. edu. cn

印　　刷： 北京信彩瑞禾印刷厂

经　　销： 新华书店

责任编辑： 宋小妹　　**责任校对：** 金彤文　　**责任印制：** 罗德刚

开　　本： 787 mm×1092 mm　1/16　　**印张：** 9　　**字数：** 228 千字

版　　次： 2001 年 2 月第 1 版　2014 年 10 月第 4 版　2025 年 3 月第 9 次印刷

书　　号： ISBN 978-7-5659-0824-8

定　　价： 20.00 元

版权所有，违者必究

（凡属质量问题请与本社发行部联系退换）

卫生高等职业教育规划教材辅导教材编写说明

本套学习指导是全国卫生高等职业教育规划教材的配套辅导教材。编写目的是便于学生理解和掌握主教材知识，提高实训实践能力，可作为相应课程的学习辅助用书、专升本考试复习资料、国家执业助理医师及护士执业资格考试的备考用书。

学习指导按照相应主教材章节顺序编排，每章（节）均包含测试题、参考答案。其中测试题涵盖教材主要知识点，同时紧扣执业助理医师、护士执业资格考试大纲，力求贴近执业资格考试的题型及试题比例。参考答案提供答题要点及思路，旨在提高学生的自主学习和自查自测能力。

书后附两套模拟试卷及参考答案。试题兼顾各章重点内容，题型覆盖日常考查、考试的常见题型，以及专升本考试、执业资格考试题型，便于学生自我检验学习效果，熟悉考试题型，明确考核的具体要求。

第4版前言

《护理药理学学习指导》（第 4 版）是《护理药理学》（第 4 版）的辅导教材。本书按章节编排，编写章节与教材一致，每章测试题包括单选题、填空题、名词解释和问答题等题型。全书由章节测试题及 2 份模拟试卷组成。在单选题的答案部分增加了部分解析，以帮助学生在做练习的过程中，增加对习题的理解，提高解题能力和准确性。编写《护理药理学学习指导》目的是帮助学生在系统学习护理药理学知识的同时，结合教材各章节内容进行自测练习，加深对所学内容的理解。

本书由《护理药理学》（第 4 版）一书的主要编者进行编写，各章节习题内容以教材和教学大纲为依据，可作为本课程学生学习和备考之用。书中不足之处，希望读者提出批评和建议。

肖顺贞　杨丽珠

目录

第一章 绪 言

测试题

一、单选题

1. 药理学是
   A. 研究药物代谢动力学
   B. 研究药物效应动力学
   C. 研究药物与机体相互作用规律及作用机制的科学
   D. 研究药物临床应用的科学
   E. 研究药物化学结构的科学
2. 药效动力学是研究
   A. 药物对机体的作用和作用规律的科学
   B. 药物作用机制的科学
   C. 药物临床用量
   D. 药物对机体的作用规律和作用机制的科学
   E. 药物的不良反应

二、名词解释

1. 药理学　　2. 药效动力学　　3. 药代动力学

参考答案

一、单选题

1. C　　2. D

二、名词解释

1. 研究药物与机体相互作用规律及作用机制的科学。

2. 研究药物对机体的作用规律和机制。

3. 是阐明机体对药物的作用，即药物在机体内吸收、分布、代谢和排泄过程中的药效和血药浓度消长的规律。

（肖顺贞）

第二章　药效效应动力学

测试题

一、单选题

1. 药物的治疗指数是
   A. ED_{90}/LD_{10}的比值
   B. ED_{10}/ED_{90}的比值
   C. ED_{5}/LD_{95}的比值
   D. LD_{50}/ED_{50}的比值
   E. ED_{50}/LD_{50}的比值
2. 部分激动剂是
   A. 与受体亲和力强，无内在活性
   B. 与受体亲和力强，内在活性强
   C. 与受体亲和力强，内在活性弱
   D. 与受体亲和力弱，内在活性弱
   E. 与受体亲和力弱，内在活性强
3. 注射青霉素过敏引起的过敏性休克是
   A. 副作用
   B. 毒性反应
   C. 后遗效应
   D. 变态反应
   E. 继发效应
4. 药物作用的选择性取决于
   A. 药物剂量大小
   B. 药物脂溶性大小
   C. 组织器官对药物的敏感性
   D. 药物在体内的吸收速度
   E. 药物极性大小
5. 作用选择性低的药物在治疗量时往往呈现
   A. 毒性较大
   B. 副作用较多
   C. 过敏反应剧烈
   D. 容易成瘾
   E. 以上都不对
6. 连续用药感性下降产生药效下降称之为
   A. 抗药性
   B. 耐受性
   C. 快速耐受性
   D. 成瘾性
   E. 反跳现象

二、填空题

1. 研究药物对机体作用规律的科学叫________学，研究机体对药物影响的科学叫________学。

2. 药物的不良反应有________、________、________、________和________等。

3. 完全激动剂有较强的________和________，部分激动剂有较强的________但________弱。

4. 联合用药的结果可能使药物原有作用增加，称为________，也可能使药物原有作用减弱，称为________。

5. 长期连续用药可引起机体对药物的依赖性，包括________和________。

6. 饭前服药或饭后服药取决于药物的________和________。

7. 药物的治疗作用可分为________和________。

8. 药物与受体相互作用可将药物分为________、________和________等

三、名词解释

1. 不良反应　2. 治疗量（有效量）　3. 极量　4. 安全范围

5. 受体激动剂　6. 受体拮抗剂

四、问答题

1. 简述药理学研究的主要内容。

2. 简述药物作用的选择性及其临床意义。

3. 简述药物的基本作用。

参考答案

一、单选题

1. D　2. C　3. D　4. C　5. B　6. B

【解析】

5. 选择性低的药物药理作用多，当临床应用其中某个作用为治疗目的时，其他作用则成为副作用，故副作用多。

二、填空题

1. 药物效应动力学　药物代谢动力学

2. 副作用　毒性反应　过敏反应　后遗性效应　继发反应

3. 亲和力　内在活性　亲和力　内在活性

4. 协同作用　拮抗作用

5. 身体依赖　精神依赖

6. 吸收　对胃黏膜的刺激

7. 对因　对症

8. 激动剂　拮抗剂　部分激动剂

三、名词解释

1. 用药后出现与治疗目的无关的作用。

2. 能对机体产生明显药效而又不引起毒性反应的剂量。

3. 是由《中华人民共和国药典》规定允许使用的最大剂量，也是医生用药选择剂量的最大限度。

4. 最小有效量和最小中毒量之间的范围。

5. 药物与受体有较强的亲和力，并有较强的内在活性，能激动受体，产生明显效应。

6. 药物与受体亲和力强，但无内在活性，能阻断激动剂与受体的结合，拮抗激动剂作用。

四、问答题

1. 药理学是研究药物与机体相互作用的规律和原理的科学，主要研究内容包括：①药物对机体的作用和效应规律，即药效学；②机体对药物的作用，阐明药物在体内吸收、分布、生物转化及排泄等过程的变化及规律，即药物代谢动力学。

【解析】

研究药物与机体相互作用的科学称药理学，分药物效应动力学和药物代谢动力学两方面。

2. 在治疗量时药物选择性对某一个或几个器官组织产生明显作用，而对其他器官组织不产生作用。由于药物对这些器官组织具有较大亲和力或机体的组织器官，对该药物敏感性有差异所致。选择性高的药物针对性强，选择性低的药物，作用广，临床应用不良反应多。

【解析】

掌握药物选择性规律对临床选药有实际意义。应用选择性高的药物不良反应小。

3. 药物的基本作用即指药物发挥作用是通过使机体原有的生理功能水平提高（兴奋）或使原有的功能水平降低（抑制），所以兴奋和抑制是药物作用的两种基本表现。

（肖顺贞）

第三章　药物代谢动力学

测试题

一、单选题

1. 药物的吸收过程是指
   A. 药物与作用部位结合
   B. 药物进入胃肠道
   C. 药物随血液分布到各组织器官
   D. 药物从给药部位进入血液循环
   E. 静脉给药
2. 药物的肝肠循环可影响
   A. 药物的体内分布
   B. 药物的代谢
   C. 药物作用出现快慢
   D. 药物作用持续时间
   E. 药物的药理效应
3. 下列易被转运的条件是
   A. 弱酸性药在酸性环境中
   B. 弱酸性药在碱性环境中
   C. 弱碱性药在酸性环境中
   D. 在碱性环境中解离型药
   E. 在酸性环境中解离型药
4. 弱酸性药在碱性尿液中
   A. 解离多，再吸收多，排泄快
   B. 解离少，再吸收少，排泄快
   C. 解离多，再吸收多，排泄慢
   D. 解离多，再吸收少，排泄快
   E. 解离少，再吸收多，排泄慢
5. 药物起效开始快慢取决于
   A. 药物的转运方式
   B. 药物的排泄快慢
   C. 药物的吸收快慢
   D. 药物的血浆半衰期
   E. 药物的消除
6. 某药达稳态血浓度，中途停药，再达稳态血浓度时间还需要
   A. 1 个半衰期
   B. 3 个半衰期
   C. 5 个半衰期
   D. 7 个半衰期
   E. 以上都不是
7. 药物的血浆半衰期指
   A. 药物效应降低一半所需时间
   B. 药物被代谢一半所需时间
   C. 药物被排泄一半所需时间
   D. 药物血浆浓度下降一半所需时间
   E. 药物毒性减少一半所需时间
8. 药物从体内消除的速度快慢主要决定其
   A. 药效出现快慢
   B. 临床应用的价值
   C. 作用持续时间及强度
   D. 不良反应的大小
   E. 药效的高低
9. 下列药物被动转运的错误项是
   A. 膜两侧浓度达平衡时停止
   B. 从高浓度侧向低浓度侧转运
   C. 不受饱和及竞争性抑制影响
   D. 转运需载体
   E. 不耗能量
10. 经肝药酶代谢的药物与肝药酶诱导剂合用后其效应可
    A. 无变化
    B. 作用减弱
    C. 作用消除
    D. 作用增强

E. 作用完全改变

11. 下列对肝药酶**错误**的叙述是

A. 肝药酶专一性低

B. 肝药酶活性有限

C. 药物代谢消除的最主要方式

D. 有些药可减弱肝药酶的活性

E. 有些药可增强肝药酶的活性

12. 某药半衰期为 24 小时，按半衰期给药达坪值时间应为

A. 1日

B. 3 日

C. 5 日

D. 7 日

E. 9 日

13. 具有首关（首过）效应的给药途径是

A. 静脉注射

B. 肌内注射

C. 直肠给药

D. 口服给药

E. 舌下给药

14. 下列口服给药**错误**的叙述项是

A. 口服给药是最常用的给药途径

B. 口服给药不适用于昏迷危重患者

C. 口服给药不适用于首关效应大的药物

D. 大多数药物口服吸收快而完全

E. 胃肠道刺激性大的药物不适用于口服

15. 下列药物和血浆蛋白质结合后**错误**的叙述项是

A. 结合后可通过生物膜转运

B. 结合后暂时失去药理活性

C. 是一种疏松可逆的结合

D. 结合率受血浆蛋白质含量影响

E. 给合后不能通过生物膜

16. A 和 B 两药竞争性与血浆蛋白结合，单用 A 药 $t_{1/2}$ 为 3 小时，两药合用后 $t_{1/2}$ 是

A. 小于 3 小时

B. 大于 3 小时

C. 等于 3 小时

D. 大于 15 小时

E. 以上都不是

17. 药物在体内代谢和被机体排出体外称

A. 解毒

B. 灭活

C. 消除

D. 排泄

E. 代谢

18. 体液的 pH 可影响药物跨膜转运，主要是改变其

A. 药物的脂溶性

B. 药物的水溶性

C. 分子量大小

D. 药物的解离度

E. 化学结构

19. 药物的副作用是在下列哪种剂量时产生的

A. 中毒量

B. 治疗量

C. 极量

D. 最小中毒量

E. 最小致死量

20. 药物与受体结合后，能否兴奋受体则取决于下列因素

A. 药物分子量大小

B. 药物的亲和力

C. 是否有内在活性

D. 药物剂量的大小

E. 药物的解离度

21. 选择性低的药物，在治疗量时往往呈现出

A. 毒性较大

B. 副作用较多

C. 容易过敏

D. 作用较弱

E. 副作用少

22. 某药的 $t_{1/2}$ 为 7 小时，一次给药后，估计多长时间该药已在体内排完
A. 1天
B. 1天半
C. 5天
D. 4天
E. 20小时

23. 反复多次给药后机体对该药的敏感性下降称为
A. 耐药性
B. 耐受性
C. 成瘾性
D. 滞后反应
E. 后遗效应

24. 老年人的血浆蛋白较年轻人低，用同一剂量的药物后，可能出现的反应是
A. 作用增强
B. 作用减弱
C. 作用不变
D. 起效时间延长
E. 蓄积中毒

25. 某患者经过一个疗程的庆大霉素治疗后，听力下降这属于
A. 副作用
B. 毒性反应
C. 特异质反应
D. 变态反应
E. 后遗效应

二、填空题

1. 根据用药目的，可将药物作用分为________和________。

2. 药物的副作用是在________剂量时出现，与________目的无关，并与________作用可以相互转化。

3. 肝药酶抑制剂可以使肝药酶活性________，使得经肝代谢的药物在体内停留时间________，血药浓度________。

4. 药动学主要研究药物在体内的________，________，________和________。

5. 药物进入血液后可与________结合，结合型的药________暂时丧失，在体内滞留的时间________。

6. 药物在体内进出细胞称为________，大致可分为________和________，大多数药物属于________。

7. 药物经口服进入体循环前，可能被________破坏，此现象称________，可采用________和________给药途径予以避免。

8. 若弱酸性药物中毒，欲加速药物的排泄，可采取的措施是________。

三、名词解释

1. 首关效应（首过效应） 2. 生物利用度 3. 血浆蛋白结合率
4. 肝药酶诱导剂 5. 肝药酶抑制剂 6. 肝肠循环 7. 血浆半衰期
8. 稳态血药浓度 9. 药物的机体消除

四、问答题

1. 试述被动转运和主动转运的特点。
2. 试述血浆半衰期及其临床意义 。
3. 简述肝药酶诱导剂及其临床意义。
4. 简述药物代谢动力学在临床应用的意义。

参考答案

一、单选题

1. D　2. D　3. A　4. D　5. C　6. C　7. D　8. C
9. D　10. B　11. C　12. C　13. D　14. D　15. A　16. A
17. C　18. D　19. B　20. C　21. B　22. B　23. B　24. A
25. B

【解析】

6. 以恒速恒量给药，经4～6个半衰期，给药和消除速度达到平衡，即达稳态血浓度。中途停药后，仍需经5个半衰期才能达到稳态血浓度。

11. 多数药物可经数种途径代谢，肝药酶在体内代谢中不是最主要的方式。

13. 首关效应是指某些药物经胃肠道及肝代谢后，进入到血液循环中游离的药里明显减少的现象，口服途径给药有首关效应。

16. 体内游离型药物才能排泄和代谢，两药与血浆蛋白竞争性结合，显然比单用时游离血药浓度高，消除快，故半衰期要缩短。

22. 一次给药后，约经5个半衰期后，有95%以上药物消除，故药物作用也基本消失。

二、填空题

1. 对因治疗　对症治疗
2. 治疗　治疗　治疗
3. 下降　延长　升高
4. 吸收　分布　代谢　排泄
5. 血浆蛋白质　药理活性　延长
6. 跨膜转运　被动转运　主动转运　被动转运
7. 肝药酶　首关消除　舌下　直肠
8. 碱化体液和尿液

三、名词解释

1. 首关效应（首过效应）：指某些口服用药后经肠黏膜及肝被代谢灭活，进入体循环的药量明显减少的现象。

2. 生物利用度：指药物被机体吸收进入体循环的相对分量和速度。

3. 血浆蛋白质结合率：指治疗剂量下药物与血浆蛋白质结合的百分率。

4. 肝药酶诱导剂：指能增强药酶活性或加速药酶合成，能加速其他药物代谢的物质 。

5. 肝药酶抑制剂：指能抑制药酶活性或减少药酶合成，能减慢其他药代谢的物质。

6. 肝肠循环：某些药物或代谢物经胆汁排泄进入肠道水解后，再吸收入血，这种胆汁排泄又重吸收的现象称肝肠循环 。

7. 血浆半衰期：指血浆中药物浓度下降一半所需时间。

8. 稳态血药浓度：恒速恒量或按半衰期连续多次给药后经5个半衰期，药物吸收与消除速度达平衡，血药浓度相对稳定在一定水平，称稳态血浓度（坪值）。

9. 药物的机体消除包括代谢及排泄两个过程。

四、问答题

1. 被动转运的特点是：①顺浓度差（梯度）进行，达膜两侧平衡为止；②不耗能；③不需载体，无竞争性抑制；④分子小，高脂溶性，极性小，非解离型易被转运。主动转运的特点是：①逆浓度梯度进行；②耗能；③需特异载体，有饱和性和竞争性抑制。

2. 血浆半衰期是指血浆中药物浓度下降一半所需的时间，其临床意义是：①用来制定合理用药间隔时间的重要依据，保持血药浓度维持在治疗水平，避免毒性反应发生；②重复多次给药后经 5 个半衰期可达稳态血浓度，达有效水平；③一次给药后，经 5 个半衰期后体内 95％以上的药物被消除，药物作用基本消除。

3. 肝药酶诱导剂能增强药酶活性或加速药酶合成，能使本身或另一些药物代谢加速，降低合用药的血药浓度和药效。

4. 药代动力学的临床意义是：①选择合适的药物（如分布到特定部位或组织）；②制订给药方案（剂量、次数及时间）；③调整给药方案（肝、肾功能障碍）等有重要意义。

（肖顺贞）

第四章　影响药物作用的因素

测试题

一、单选题

1. 口服给药时，下列哪种剂型吸收最快
   A. 片剂
   B. 溶液剂
   C. 丸剂
   D. 散剂
   E. 胶囊剂
2. 下列哪种给药途径是最安全、方便、经济
   A. 肌内注射
   B. 静脉注射
   C. 直肠给药
   D. 口服给药
   E. 吸入给药
3. 连续使用镇痛药一段时间后停药，患者出现烦躁不安、流泪、出汗、腹痛、呕吐，此现象称为
   A. 戒断症状
   B. 耐药性
   C. 反跳现象
   D. 后遗效应
   E. 变态反应
4. 女性在月经期，使用下列哪些药物时应慎重
   A. 解热药
   B. 抗微生物药
   C. 止泻药
   D. 泻药
   E. 镇静药
5. 肝功能不全患者在使用药物，应适当采取下列措施
   A. 增加给药次数
   B. 增加药物剂量
   C. 延长给药间隔时间
   D. 缩短给药间隔时间
   E. 减少给药种类

二、名词解释

1. 耐受性　　2. 习惯性　　3. 成瘾性

参考答案

一、单选题

1. B　2. D　3. A　4. D　5. C

二、名词解释

1. 指患者连续用药后出现药效降低，需加大剂量才能达到应有效应。
2. 连续用药停药后患者主观产生不满足感但无明显不适，只有继续用药的强烈愿望，

也称精神依赖。

3. 反复应用某药后中断用药病人会出现一系列难以忍受的戒断症状（严重生理功能紊乱），须严格控制使用。

（肖顺贞）

第五章　药物一般知识和给药护理须知

测试题

一、单选题

1. 下列属天然药物的是
   A. 哌替啶
   B. 阿司匹林
   C. 青霉素
   D. 泼尼松
   E. 环丙沙星
2. 下列属化学合成药是
   A. 凡士林
   B. 红霉素
   C. 抗毒血清
   D. 泼尼松
   E. 鱼肝油
3. 药物有效期的生产批号常用几位数字表示
   A. 4 位
   B. 5 位
   C. 6 位
   D. 7 位
   E. 8 位
4. 在天然药物中下列哪类药是应用最广泛的
   A. 植物药
   B. 动物药
   C. 生物制品
   D. 矿物药
   E. 疫苗
5. 药物剂型可以在体内缓慢地恒速或近恒速释放，该剂型称为
   A. 缓释制剂
   B. 控释制剂
   C. 胶囊剂
   D. 栓剂
   E. 片剂
6. 护士在领取或使用药品前，需对药品外观质量进行一般检查，但下列可以忽略不计
   A. 外包装改变
   B. 液体变色
   C. 药瓶标签缺失
   D. 药片粘连
   E. 封口松动
7. 药品标明有效期为 2007 年 12 月，表明该药品可以使用到
   A. 2008 年 1 月 1 日
   B. 2007 年 12 月 1 日
   C. 2007 年 12 月 31 日
   D. 2007 年 11 月 30 日
   E. 2008 年 1 月 31 日
8. 下列哪种剂型在口服时可以咀嚼吞下
   A. 缓释片
   B. 肠溶片
   C. 胶囊
   D. 蜜丸
   E. 控释片
9. 静脉给药时，下列哪种药物应在规定的时间（约 30 分钟）内滴完
   A. 5%葡萄糖溶液
   B. 生理盐水
   C. 氯化钾溶液
   D. 20%甘露醇
   E. 氯化钠溶液

10. 静脉给药时，可以采取下列哪种方法
A. 多种药物尽量放在一起滴注
B. 多种药物避免混合滴注
C. 如是抗生素必须做过敏试验
D. 配置复杂输液时，配置完立即静脉滴注
E. 气温低时如有结晶析出仍可静脉滴注

参考答案

一、单选题

1. C　2. D　3. C　4. A　5. B　6. A　7. C　8. D
9. D　10. B

（杨丽珠）

第六章　传出神经系统药理学概论

测试题

一、单选题

1. 去甲肾上腺素能神经递质去甲肾上腺素（NA）释放后，其作用消失的主要原因是
   A. 被胆碱酯酶代谢
   B. 被单胺氧化酶（MAO）代谢
   C. 被儿茶酚氧位甲基转移酶（COMT）代谢
   D. 被突触前膜再摄取入囊泡
   E. 被肾排泄
2. M受体激动时，可使
   A. 血压升高，眼压降低
   B. 心脏抑制，腺体分泌，胃肠平滑肌收缩
   C. 血管收缩，瞳孔散大
   D. 心脏兴奋，血管扩张，平滑肌松弛
   E. 血压升高、眼压降低、散瞳
3. β_1受体主要分布于
   A. 皮肤、黏膜血管
   B. 心脏
   C. 胃肠平滑肌
   D. 瞳孔开大肌
   E. 腺体
4. β_2受体激动可引起
   A. 胃肠平滑肌收缩
   B. 皮肤、黏膜血管收缩
   C. 腺体分泌减少
   D. 支气管平滑肌舒张
   E. 瞳孔缩小
5. 激动β受体可引起
   A. 心脏兴奋，血压下降，瞳孔缩小
   B. 心脏兴奋，支气管扩张，糖原分解增加
   C. 心脏兴奋，冠脉扩张，支气管收缩
   D. 心脏抑制，支气管扩张，瞳孔缩小
   E. 冠脉扩张，支气管扩张，瞳孔缩小
6. 胆碱能神经递质Ach释放后作用消失的主要方式是
   A. 被胆碱酯酶破坏
   B. 被单胺氧化酶破坏
   C. 被突触前膜再摄取
   D. 被儿茶酚氧位甲基转移酶破坏
   E. 被多巴脱羧酶破坏
7. 胆碱能神经节后纤维兴奋时**不会**产生
   A. 心脏抑制、血管扩张、血压下降
   B. 瞳孔缩小
   C. 骨骼肌松弛
   D. 内脏平滑肌收缩
   E. 腺体分泌增加

二、填空题

1. 传出神经按递质可分为________神经和________神经。
2. 传出神经的递质主要有________和________。
3. β_1受体激动时表现为心率________、心肌收缩力________、传导________。

4. 胃肠平滑肌分布的胆碱受体是________；骨骼肌运动终板上的胆碱受体是________。

三、名词解释

1. M样作用　　2. N样作用

四、问答题

1. 简述胆碱受体的主要类型及分布。
2. 简述肾上腺素受体的类型及分布。
3. 肾上腺素能神经兴奋时的生理功能变化有哪些？
4. 胆碱能神经节后纤维兴奋时生理功能有哪些变化？

参考答案

一、单选题

1. D　　2. B　　3. B　　4. D　　5. B　　6. A　　7. C

二、填空题

1. 胆碱能　肾上腺素能
2. 乙酰胆碱　去甲肾上腺素
3. 加快　加强　加速
4. M　N_2

三、名词解释

1. M样作用：M受体激动可产生M样作用，包括心脏抑制、血管扩张、腺体分泌增多、胃肠及支气管平滑肌收缩、瞳孔缩小等。

2. N样作用：N受体激动可产生N样作用，包括骨骼肌收缩、神经节兴奋、肾上腺髓质分泌增加。

四、问答题

1. 胆碱受体可分为M受体和N受体，依次又分为M_1、M_2、M_3受体亚型和N_1、N_2受体亚型。M受体主要分布于心血管、胃肠、支气管、眼和腺体等；N受体分布神经节、肾上腺髓质和骨骼肌。

2. 肾上腺素受体可分为α受体和β受体，依次又分为α_1、α_2受体和β_1、β_2受体。α_1受体主要分布皮肤、黏膜、腹腔内脏血管、瞳孔开大肌及腺体；α_2受体主要分布于突触前膜；β_1受体主要分布心脏，β_2受体主要分布骨骼肌血管、冠状血管、支气管平滑肌等。

3. 心脏兴奋、皮肤黏膜和内脏血管收缩、血压升高、支气管平滑肌松弛等。

4. 心脏抑制、血管扩张、腺体分泌增加、内脏平滑肌收缩、瞳孔缩小等。

（肖顺贞）

第七章 拟胆碱药和抗胆碱药

第一节 拟胆碱药

测试题

一、单选题

1. 直接激动M受体的药物是
   A. 毒扁豆碱
   B. 新斯的明
   C. 吡斯的明
   D. 毛果芸香碱
   E. 阿托品
2. 毛果芸香碱滴眼可引起
   A. 缩瞳、升眼压、调节痉挛
   B. 缩瞳、降眼压、调节痉挛
   C. 散瞳、升眼压、调节痉挛
   D. 散瞳、降眼压、调节痉挛
   E. 缩瞳、降低眼压、调节麻痹
3. 毛果芸香碱滴眼后对视力的影响是
   A. 视近物、远物都清楚
   B. 视近物、远物都模糊
   C. 视近物清楚，视远物模糊
   D. 视近物模糊，视远物清楚
   E. 以上都不是
4. 毛果芸香碱主要用于
   A. 胃肠痉挛
   B. 腹气胀、尿潴留
   C. 青光眼
   D. 重症肌无力
   E. 骨骼肌松弛
5. 新斯的明作用最强的是
   A. 兴奋膀胱平滑肌
   B. 兴奋胃肠平滑肌
   C. 兴奋骨骼肌
   D. 腺体分泌增加
   E. 缩小瞳孔
6. 重症肌无力首选
   A. 新斯的明
   B. 毒扁豆碱
   C. 毛果芸香碱
   D. 阿托品
   E. 琥珀胆碱
7. 术后尿潴留应选用
   A. 毛果芸香碱
   B. 毒扁豆碱
   C. 乙酰胆碱
   D. 新斯的明
   E. 碘解磷定
8. 新斯的明禁用于
   A. 支气管哮喘
   B. 重症肌无力
   C. 阵发性室上性心动过速
   D. 尿潴留
   E. 青光眼
9. 有机磷酸酯类中毒的机制是
   A. 持久抑制单胺氧化酶
   B. 持久抑制胆碱乙酰化酶
   C. 持久抑制儿茶酚氧位甲基转移酶
   D. 持久抑制胆碱酯酶
   E. 持久抑制磷酸二酯酶
10. 轻度有机磷酸酯类中毒主要表现
    A. N样作用

B. M样作用
C. M样作用和中枢中毒症状
D. M样作用和N样作用
E. 中枢中毒症状

11. 氯解磷定与阿托品合用治疗有机磷酸酯类中毒最显著缓解的症状是
A. 中枢神经兴奋
B. 视物模糊
C. 大小便失禁
D. 骨骼肌震颤
E. 呼吸困难

12. 氯解磷定除能恢复胆碱酯酶的活性外，尚可
A. 与乙酰胆碱直接结合
B. 与M受体相结合
C. 与N受体结合
D. 与血中游离有机磷酸酯类结合
E. 与肾上腺素受体结合

13. 中度有机磷酸酯类中毒的患者应选用
A. 阿托品与毒扁豆碱合用
B. 氯解磷定和毒扁豆碱合用
C. 氯解磷定和阿托品合用
D. 氯解磷定与毛果芸香碱合用
E. 阿托品和毛果云香碱合用

二、填空题

1. 毛果芸香碱的作用机制是________；新斯的明的作用机制是________。
2. 抗胆碱酯酶药分为________和________两类。
3. 有机磷酸酯类中毒的机制是________；临床应用的特效解毒药有________和________。
4. 新斯的明对________的兴奋作用最强，临床上作为________的首选药。

三、名词解释

1. 调节痉挛　2. 胆碱能危象

四、问答题

1. 试比较毛果芸香碱与毒扁豆碱治疗青光眼的机制。
2. 简述新斯的明临床应用的药理学基础
3. 简述有机磷酸酯类中毒的机制。
4. 为什么有机磷酸酯中毒常采用M受体阻断药与胆碱酯酶复活药联合应用？

参考答案

一、单选题

1. D　2. B　3. C　4. C　5. C　6. A　7. D　8. A
9. D　10. B　11. D　12. D　13. C

二、填空题

1. 激动M受体　抑制胆碱酯酶
2. 易逆性　难逆性

3. 抑制胆碱酯酶　阿托品　胆碱酯酶复活药
4. 骨骼肌　重症肌无力

三、名词解释

1. 毛果芸香碱激动睫状肌上的 M 受体，使睫状肌向瞳孔中心方向收缩，悬韧带松弛、晶体变凸，屈光度增加，使眼睛处于近视状态，视远物模糊。此作用称为调节痉挛。

2. 新斯的明治疗重症肌无力时，应用过量可使骨骼肌终板处乙酰胆碱过多堆积，导致持久去极化，使肌无力症状加重，称为“胆碱能危象”。

四、问答题

1. 毛果芸香碱是 M 受体激动药。激动虹膜括约肌 M 受体，使虹膜向中心收缩，虹膜根部变薄，前房角间隙增大，房水回流通畅，眼压降低，青光眼的症状缓解。毒扁豆碱是胆碱酯酶抑制剂，通过抑制胆碱酯酶，使乙酰胆碱水解减少，间接产生拟胆碱作用，使瞳孔缩小，眼压降低，作用强而持久。

2. 新斯的明通过抑制胆碱酯酶，使乙酰胆碱水解减少而产生拟胆碱作用。对骨骼肌兴奋作用最强，因其除抑制胆碱酯酶外，还能直接激动骨骼肌运动终板上的 N_2 受体和促进运动神经末梢释放乙酰胆碱。可用于治疗重症肌无力；兴奋内脏平滑肌作用较强，可用于术后腹气胀、尿潴留；抑制心脏，减慢心率，用于阵发性室上性心动过速。

3. M 受体阻断药阿托品能迅速阻断 M 受体，缓解由大量乙酰胆碱堆积引起的 M 样症状和部分中枢症状，但不能复活胆碱酯酶，也不能阻断 N_2 受体，对肌颤无效，同时，对体内游离的有机磷酸酯类无影响。胆碱酯酶复活药能使被抑制尚未老化的胆碱酯酶复活，还能与体内游离的磷酸酯类相结合，生成磷酰化解磷定经肾排出。两类药联合应用可提高解毒效果，互相取长补短。因两类药作用时间短，需反复应用方能取得较好疗效。

第二节　抗胆碱药

测 试 题

一、单选题

1. 阿托品应用于麻醉前给药主要是
   A. 兴奋呼吸
   B. 增强麻醉药的麻醉作用
   C. 减少呼吸道腺体分泌
   D. 扩张血管改善微循环
   E. 预防心动过速
2. 阿托品的作用哪项与其阻断 M 受体**无关**
   A. 散瞳、眼压升高
   B. 解除小血管痉挛
   C. 松弛胃肠平滑肌
   D. 抑制腺体分泌
   E. 心率加快
3. 阿托品对眼的作用是
   A. 缩瞳、升眼压、调节麻痹
   B. 散瞳、降眼压、调节麻痹
   C. 散瞳、升眼压、调节麻痹
   D. 缩瞳、降眼压、调节痉挛

E. 散瞳、升眼压、调节痉挛

4. 阿托品对下列腺体分泌抑制作用最弱的是

A. 唾液腺

B. 泪腺

C. 呼吸道腺体

D. 胃酸

E. 汗腺

5. 阿托品用于治疗

A. 感染性休克

B. 神经源性休克

C. 出血性休克

D. 过敏性休克

E. 心源性休克

6. 阿托品中毒时可用下列何药治疗

A. 东莨菪碱

B. 酚妥拉明

C. 毛果芸香碱

D. 后马托品

E. 山莨菪碱

7. 阿托品松弛作用最明显的平滑肌是

A. 支气管

B. 子宫

C. 胆管

D. 痉挛状态的胃肠道

E. 输尿管

8. 阿托品抗感染性休克的主要原因是

A. 抗毒素作用

B. 解除血管痉挛、改善微循环

C. 兴奋心脏、升高血压

D. 扩张支气管，缓解呼吸困难

E. 兴奋心脏，扩张支气管

9. 有机磷酸酯类农药中毒者，经反复大量注射阿托品后，中毒症状消失，但出现心悸，瞳孔扩大，视近物模糊、兴奋等症状，应采用

A. 新斯的明对抗

B. 适量毛果芸香碱对抗

C. 东莨菪碱对抗

D. 继续用阿托品治疗

E. 山莨菪碱治疗

10. 阿托品**禁用**于

A. 内脏平滑肌痉挛

B. 麻醉前给药

C. 休克

D. 青光眼

E. 心动过缓

11. 有机磷酸酯类急性中毒时，哪项症状阿托品**不能**缓解

A. 瞳孔缩小

B. 出汗

C. 肌肉震颤

D. 恶心、呕吐

E. 心率减慢

12. 东良菪碱与阿托品相比较显著的差异是

A. 腺体分泌抑制

B. 散瞳、调节麻痹

C. 中枢镇静作用

D. 内脏平滑肌松弛

E. 心率加快

13. 东莨菪碱治疗震颤麻痹主要是

A. 外周抗胆碱作用

B. 直接松弛骨骼肌

C. 运动神经终板膜持久去极化

D. 中枢抗胆碱作用

E. 神经节阻滞

14. 下列能引起血钾升高的药物是

A. 东莨菪碱

B. 筒箭毒碱

C. 琥珀胆碱

D. 毒扁豆碱

E. 泮库溴铵

15. 琥珀胆碱产生肌松作用的机制是

A. 减少乙酰胆碱的合成

B. 减少乙酰胆碱的释放

C. 与 N_2 受体结合，竞争性阻断乙酰胆碱的去极化作用

D. 与 N_2 受体结合，产生持久去极化

E. 中枢性骨骼肌松弛

二、填空题

1. 阿托品用于麻醉前给药主要是利用其________作用；用于感染性休克主要是利用其________作用。

2. 阿托品禁用于________、________和________。

3. 阿托品对眼的作用是________、________、________。

4. 山莨菪碱主要用于________和________。

5. 肌松药分为________和________两类，其代表药物分别是________和________。

三、名词解释

调节麻痹

四、问答题

1. 简述阿托品的药理作用及临床应用。

2. 简述阿托品治疗有机磷酸酯类中毒采用大剂量达到阿托品化的主要指征。

3. 简述山莨菪碱用于治疗感染性休克优于阿托品的原因。

4. 简述东莨菪碱用于全身麻醉前给药优于阿托品的原因。

5. 简述琥珀胆碱过量中毒，禁用新斯的明的机制。

参考答案

一、单选题

1. C	2. B	3. C	4. D	5. A	6. C	7. D	8. B
9. B	10. D	11. C	12. C	13. D	14. C	15. D	

【解析】

1. 因麻醉药可刺激呼吸道腺体和唾液分泌，用 M 受体阻断剂可防止分泌物阻塞呼吸道和吸入性肺炎发生。

2. 多数血管无胆碱能神经支配，故解除血管痉挛与 M 受体无关。

3. 与毛果云香碱对眼的作用恰相反。

4. 胃酸分泌主要受胃泌素、组胺影响较大。

5. 阿托品大剂量可解除血管痉挛，改善微循环，用于感染性休克。

7. 胃肠平滑肌胆碱能受体占优势，故阿托品作用更明显。

9. 阿托品是 M 受体阻断剂，过量后应用 M 受体激动剂毛果云香碱对抗。

12. 阿托品引起中枢兴奋，东莨菪碱可抑制中枢，大剂量可产生麻醉作用。

13. 该病与黑质纹状体的多巴胺和胆碱能神经元参与的运动调节失有关，故中枢性抗胆碱药有治疗作用。

15. 本药属去极化型肌松药，骨骼肌细胞持久去极化时，大量钾离子从细胞内释出。

二、填空题

1. 抑制腺体分泌　解除小血管痉挛改善微循环
2. 青光眼　幽门梗阻　前列腺肥大
3. 散瞳　升眼压　调节麻痹
4. 缓解胃肠痉挛　感染性休克
5. 去极化型　非去极化型　琥珀胆碱　筒箭毒碱

三、名词解释

阿托品阻断睫状肌上的M受体，使睫状肌松弛，悬韧带拉紧、晶体变扁平，屈光度降低，使眼睛处于远视状态，视近物模糊。此作用称为调节麻痹。

四、问答题

1. ①松弛内脏平滑肌，用于缓解内脏绞痛；②抑制腺体分泌，用于麻醉前给药；③解除迷走神经对心脏的抑制，用于缓慢型心律失常；④扩张血管，改善微循环，用于感染中毒性休克；⑤散瞳、升眼压、调节麻痹，用于虹膜睫状体炎、查眼底、验光；⑥解救有机磷酸酯类中毒。

2. 阿托品化的主要指征是颜面潮红、皮肤干燥、瞳孔散大、肺部湿啰音减少或消失、意识好转。

3. ①不易通过血-脑屏障，不良反应少，对腺体、眼的作用及中枢兴奋作用弱。②缓解小血管痉挛，改善微循环作用显著。③对细胞有保护作用。

4. ①抑制腺体分泌作用强于阿托品，减少唾液及支气管腺体分泌。②明显的镇静、催眠作用。③兴奋呼吸，缓解麻醉药引起的呼吸抑制。

5. 新斯的明能抑制胆碱酯酶，通过直接或间接兴奋N_2受体与琥珀胆碱产生协同作用；能抑制假性胆碱酯酶，减少琥珀胆碱的水解，增加其毒性，因此，琥珀胆碱过量中毒，禁用新斯的明抢救，应采用人工呼吸解救。

（肖顺贞）

第八章　拟肾上腺素药和抗肾上腺素药

第一节　拟肾上腺素药

测试题

一、单选题

1. 防治腰麻及硬膜外麻醉引起低血压，应选用
   A. 多巴胺
   B. 异丙肾上腺素
   C. 去甲肾上腺素
   D. 麻黄碱
   E. 间羟胺
2. 治疗青霉素过敏性休克应首选
   A. 肾上腺素
   B. 多巴胺
   C. 异丙肾上腺素
   D. 去甲肾上腺素
   E. 间羟胺
3. 伴心收缩功能低下及尿量减少的休克患者，应选用
   A. 间羟胺
   B. 多巴胺
   C. 多巴酚丁胺
   D. 肾上腺素
   E. 异丙肾上腺素
4. 异丙肾上腺素的主要作用是
   A. 兴奋心脏，升高收缩压和舒张压，松弛支气管
   B. 兴奋心脏，升高收缩压，降低舒张压，松弛支气管
   C. 兴奋心脏，降低收缩压和舒张压，松弛支气管
   D. 抑制心脏，降低收缩压和舒张压，松弛支气管
   E. 抑制心脏，降低收缩压，升高舒张压，松弛支气管
5. 异丙肾上腺素治疗哮喘时常见的不良反应是
   A. 中枢兴奋
   B. 舒张压升高
   C. 心动过速
   D. 体位性低血压
   E. 腹痛
6. 能明显舒张血管，增加肾血流量的药物是
   A. 肾上腺素
   B. 异丙肾上腺素
   C. 麻黄碱
   D. 多巴胺
   E. 去甲肾上腺素
7. 具有明显中枢兴奋性作用的拟肾上腺素药是
   A. 去甲肾上腺素
   B. 肾上腺素
   C. 多巴胺
   D. 麻黄碱
   E. 异丙肾上腺素
8. 肾上腺素与局麻药配伍目的主要是
   A. 防止过敏性休克
   B. 使局部血管收缩起止血作用
   C. 延长局麻作用时间，防止吸收

中毒

D. 扩张血管，促进吸收，增强局麻作用

E. 防止低血压

9. 肾上腺素对心血管作用的受体是

A. β_1受体

B. β_1和β_2受体

C. α和β_1受体

D. α、β_1和β_2受体

E. α和β_2受体

10. 静脉滴注剂量过大易引起肾衰竭的药物是

A. 异丙肾上腺素

B. 多巴胺

C. 去甲肾上腺素

D. 肾上腺素

E. 多巴酚丁胺

11. 下列使用过量最易引起心律失常的拟肾上腺素药物是

A. 多巴胺

B. 麻黄碱

C. 肾上腺素

D. 间羟胺

E. 去甲肾上腺素

12. 下列可用于消化道出血的药物是

A. 多巴胺

B. 麻黄碱

C. 去甲肾上腺素

D. 肾上腺素

E. 异丙肾上腺素

二、填空题

1. 救治心脏骤停的药物有________和________等。

2. 间羟胺取代去甲肾上腺素治疗休克的优点是________、________、________和________。

3. 与肾上腺素相比，麻黄碱的特点是________、________、________和________。

4. 兼有直接与间接激动肾上腺素受体的药物有________和________。

5. 用于房室传导阻滞的药物是________和________。

6. 肾上腺素对支气管哮喘的作用是________、________和________。

7. 去甲肾上腺素的用途是________和________。

8. 肾上腺素的主要禁忌证是________、________、________和________。

9. 肾上腺素使皮肤、黏膜血管________，对骨骼肌血管________。

10. 去甲肾上腺素静脉滴注外漏引起组织坏死，可采用治疗措施有________、________和________。

11. 多巴胺对肾的作用是________、________、________。

三、问答题

1. 简述肾上腺素治疗过敏性休克的药理学基础。

2. 简述多巴胺用于治疗休克的药理学基础。

3. 简述间羟胺取代去甲肾上腺素用于休克早期的原因。

4. 简述麻黄碱的药理作用及临床应用。

参考答案

一、单选题

1. D　2. A　3. B　4. B　5. C　6. D　7. D　8. C
9. D　10. C　11. C　12. C

【解析】

2. 青霉素引起的过敏休克表现为心收缩力减弱，血压下降，及支气管痉挛致呼吸困难，肾上腺素能同时缓解或消除以上症状。

5. 异丙肾上腺素除对支气管 β_2 受体兴奋外，还使心脏 β_1 受体兴奋，可引起心动过速。

7. 麻黄碱可通过血-脑屏障，具有中枢兴奋作用。

8. 少量肾上腺素可使注射部位血管收缩，延缓局麻药吸收而延长局麻时间，减少局麻药吸收中毒。

10. 去甲肾上腺素主要激动 α 受体，对肾血管收缩较强，易引导起肾衰竭。

二、填空题

1. 肾上腺素　异丙肾上腺素
2. 升压作用缓慢持久　心律失常较少　肾衰竭较少　不发生组织坏死
3. 口服有效　作用温和、持久　有较强的中枢兴奋作用　有快速耐受性
4. 间羟胺　麻黄碱
5. 异丙肾上腺素　阿托品
6. 扩张支气管　减轻支气管黏膜水肿　抑制过敏介质释放
7. 抗休克　治疗上消化道出血
8. 高血压　器质性心脏病　糖尿病　甲状腺功能亢进
9. 强烈收缩　呈舒张作用
10. 酚妥拉明局部注射　普鲁卡因局部封闭　局部热敷
11. 舒张肾血管　增加肾血流量　排钠利尿作用

三、问答题

1. 过敏性休克属Ⅰ型变态反应，表现为小动脉扩张，毛细血管通透性增加，全身血容量降低，心收缩力减弱，血压降低，心率加快，支气管平滑肌痉挛，黏膜水肿，呼吸困难等。肾上腺素可激动心脏 β_1 受体，使心脏收缩力及输出量增加。激动 β_2 受体使支气管平滑肌松弛及减少过敏介质释放，缓解呼吸困难。激动 α_1 受体使小动脉和毛细血管收缩，通透性降低，改善支气管黏膜水肿及使血压升高，迅速有效缓解过敏性休克症状。

2. 多巴胺的药理作用有：①对心脏作用：多巴胺主要激动 β_1 受体，也具释放去甲肾上腺素作用，能使心肌收缩性加强，心排出量增加。②对血管和血压的影响：作用于 α 受体和多巴胺受体，而对 β_2 受体影响十分微弱。一般剂量增加收缩压，大剂量可引起外周阻力增加，血压升高。③对肾作用：多巴胺能舒张肾血管，使肾血流量增加，此外尚有排钠利尿作用。以上这些作用，都是对休克病人有利的。

3. 间羟胺除激动α受体外，还可促进神经末梢释放去甲肾上腺素。兴奋心脏作用弱，较少引起心律失常。对肾血管收缩很弱，很少引起少尿。作用持久，可肌内注射给药，应用方便。

4. 药理作用：激动心脏β_1受体及皮肤、黏膜和腹腔内脏血管α受体，使心脏收缩力和心输出量增加，血管收缩，升高血压。激动支气管平滑肌、骨骼肌血管、冠状血管β_2受体，使支气管和骨骼肌血管松弛。但起效缓慢，作用弱而持久。可兴奋中枢，反复应用可产生快速耐受性。

临床用于治疗轻症支气管哮喘及预防哮喘发作；防治硬膜外麻醉和腰麻引起的低血压；治疗充血性鼻塞等。

第二节　抗肾上腺素药

测 试 题

一、单选题

1. 可翻转肾上腺素升压作用的药物是
   A. N受体阻断药
   B. α受体阻断药
   C. M受体阻断药
   D. β受体阻断药
   E. H_1受体阻断药

2. 下列治疗外周血管痉挛性疾病的药物是
   A. 普萘洛尔
   B. 多巴胺
   C. 酚妥拉明
   D. 东莨菪碱
   E. 多巴酚丁胺

3. 普萘洛尔的禁忌证是
   A. 支气管哮喘
   B. 高血压
   C. 心绞痛
   D. 甲状腺功能亢进
   E. 窦性心动过速

4. β受体阻断药可引起
   A. 增加肾素分泌
   B. 房室传导加快
   C. 血管收缩和外周阻力增加
   D. 增加脂肪分解
   E. 增加糖原分解

5. 普萘洛尔具有
   A. 选择性β_1受体阻断
   B. 内在拟交感活性
   C. 个体差异小
   D. 口服易吸收，但首过效应大
   E. 血糖增加

6. 选择性对β_1受体阻断作用的药物是
   A. 酚妥拉明
   B. 酚苄明
   C. 美托洛尔
   D. 拉贝洛尔
   E. 普萘洛尔

7. 过量酚妥拉明引起血压过低时，其升压可用
   A. 肾上腺素静脉滴注
   B. 去甲肾上腺素皮下注射
   C. 肾上腺素皮下注射
   D. 去甲肾上腺素静脉滴注
   E. 异丙肾上腺素静脉滴注

8. 能对抗肾上腺素收缩血管作用的药物是
   A. 阿托品
   B. 普萘洛尔
   C. 多巴胺
   D. 酚苄明

E. 新斯的明

9. 具有明显降眼压作用的β受体阻断药是

A. 拉贝洛尔

B. 吲哚洛尔

C. 噻吗洛尔

D. 美托洛尔

E. 普萘洛尔

10. 普萘洛尔阻断突出前膜β受体，可引起

A. 心率加快

B. 外周血管收缩

C. 去甲肾上腺素释放减少

D. 去甲肾上腺素释放增加

E. 心率减慢

二、填空题

1. 选择性 β_1 受体阻断药有________、________等。

2. β受体阻断药的药理作用包括________、________、________等。

3. 酚妥拉明的用途有________、________、________、________和________等。

4. 普萘洛尔的主要适应证是________、________、________和________等。

5. 普萘洛尔对心脏方面的不良反应表现为________、________等。

6. 竞争性α受体阻断药是________、________。

7. 普萘洛尔的禁忌证有________、________、________等。

8. 长期应用β受体阻断药，可引起β受体________调节，突然停药可引起________现象，故停药应采取________。

三、名词解释

1. 肾上腺素升压作用的翻转　2. 内在拟交感活性

四、问答题

1. 简述酚妥拉明治疗顽固性心功能不全的药理学基础。

2. 简述普萘洛尔长期应用后不可突然停药的原因。

3. 试述普萘洛尔的药理作用。

参考答案

一、单选题

1. B　2. C　3. A　4. C　5. D　6. C　7. D　8. D

9. C　10. C

【解析】

1. 通过阻断肾上腺素β受体的兴奋作用，使β受体扩血管效应呈现，导致升压作用的翻转。

3. β受体阻断药可阻断支气管 β_2 受体，造成支气管收缩，诱发哮喘。

5. 普萘洛尔脂溶性大，体内过程特点是易吸收、首关效应明显和个体差异大，用药需要个体化。

8. 肾上腺素收缩血管主要通过激动血管平滑肌β受体，故可被β受体阻断药酚苄明对抗。

9. 噻吗洛尔局部应用治疗青光眼，机制是抑制房水生成。

10. 突触前膜受体可调节递质的分泌，前膜β受体兴奋可使去甲肾上腺素释放增加，而阻断该受体则释放减少。

二、填空题

1. 美托洛尔　阿替洛尔

2. β受体阻断作用　内在拟交感活性　膜稳定作用

3. 外周血管痉挛性疾病　静脉滴注去甲肾上腺素发生外漏　嗜铬细胞瘤高血压的防治　感染性休克　心功能不全

4. 高血压　心绞痛　心律失常　甲状腺功能亢进

5. 心脏抑制　血压过低

6. 酚妥拉明　妥拉唑林

7. 支气管哮喘　房室传导阻滞　窦性心动过缓

8. 向上　反跳　逐渐减量停药

三、名词解释

1. 肾上腺素升压作用的翻转：α受体阻断药能阻断α受体介导的血管收缩，但不阻断β受体介导的血管舒张，血压下降。因此能把肾上腺素的升压作用翻转为降压作用，此现象称为“肾上腺素升压作用的翻转”。

2. 内在拟交感活性：有些β受体阻断药如吲哚洛尔等，在与β受体结合后除阻断β受体外，对β受体还具有弱的激动作用，称内在拟交感活性。

四、问答题

1. 心功能不全者因心输出量不足，可反射性引起交感神经张力增加，外周血管阻力增高，加剧心力衰竭。酚妥拉明可阻断α受体及直接松弛血管平滑肌，使小动脉扩张，外周阻力下降，心后负荷减轻；小静脉扩张，回心血量减少，心前负荷减轻，还可降低肺毛细血管压，减轻肺水肿。并解除或缓解心力衰竭引起交感张力增高。另外可阻断突触前膜α_2受体，使末梢去甲肾上腺素释放增加，可增加心肌收缩力和心输出量。综上的作用，可改善心功能，用于治疗心功能不全。

2. 长期应用β受体阻断药普萘洛尔，可使β受体数目增多，产生受体向上调节，对相应递质反应敏感化，长期用药后突然停药，可使原来病情加重。故应缓慢减量停药。

3. 普萘洛尔具有较强的β受体阻断作用，无内在拟交感活性，治疗量无膜稳定作用。①抑制心脏：由于阻断心脏β_1受体，使心率减慢，心肌收缩力减弱，房室传导减慢，心排出量减少，心肌耗氧量下降，血压降低。②收缩血管：血管的β_2受体也可被阻断，加上心脏被抑制反射性收缩血管和增加外周阻力，使冠脉血流和肝、肾及骨骼肌等血流量减少。③阻断支气管β_2受体，使其收缩，增加气道阻力，诱发或加重支气管哮喘的发作。④抑制脂肪和糖原分解，抑制肾素释放，抗血小板聚集。

（肖顺贞）

第九章 局部麻醉药

测 试 题

一、单选题

1. 下列麻醉方法中需要高浓度麻醉药的是
   A. 表面麻醉
   B. 浸润麻醉
   C. 传导麻醉
   D. 蛛网膜下隙麻醉
   E. 硬膜外麻醉
2. 局麻药中加入少量肾上腺素的目的是
   A. 延长局麻时间，减少吸收
   B. 防止出血
   C. 防止血压下降
   D. 防止麻醉后心率减慢
   E. 防止发生过敏反应
3. 下列麻醉方法中易出现呼吸抑制的是
   A. 表面麻醉
   B. 浸润麻醉
   C. 传导麻醉
   D. 蛛网膜下隙麻醉
   E. 硬膜外麻醉
4. 有全能局麻药之称的是
   A. 普鲁卡因
   B. 利多卡因
   C. 丁卡因
   D. 布比卡因
   E. 罗哌卡因
5. 可以预防硬膜外麻醉引起的低血压的是
   A. 肾上腺素
   B. 异丙肾上腺素
   C. 多巴胺
   D. 麻黄碱
   E. 间羟胺
6. 常用于抗心律失常的局麻药是
   A. 普鲁卡因
   B. 利多卡因
   C. 丁卡因
   D. 布比卡因
   E. 罗哌卡因
7. 穿透力最强的局麻药是
   A. 普鲁卡因
   B. 利多卡因
   C. 丁卡因
   D. 布比卡因
   E. 罗哌卡因
8. 用药前必须做皮肤过敏试验的局麻药是
   A. 普鲁卡因
   B. 利多卡因
   C. 丁卡因
   D. 布比卡因
   E. 罗哌卡因

二、填空题

1. 局麻药按照结构可分为________和________。
2. 常用局麻药作用持续时间最长的药是________，毒性最大的药是________。

3. 局麻药的作用机制是阻断________离子内流。
4. 局部麻醉的方式有________、________、________、________、________等。

三、问答题

1. 简述局麻药与少量肾上腺素配伍应用的药理学基础。
2. 简述普鲁卡因的临床应用及药疗监护事项。

参考答案

一、单选题

1. C　2. A　3. D　4. B　5. D　6. B　7. C　8. A

二、填空题

1. 酯类　酰胺类
2. 布比卡因　丁卡因
3. 钠
4. 表面麻醉　浸润麻醉　传导麻醉　腰麻　硬膜外麻醉

三、问答题

1. 因局麻药扩张血管，可加速药物自身吸收，如在局麻药中加入少量肾上腺素，可使注射部位局部血管收缩，延缓局麻药的吸收，延长局部麻醉时间，减少吸收中毒。一般100ml局麻药中加入0.1%肾上腺素0.2～0.4ml。

2. 普鲁卡因可用于除表面麻醉外的其他局麻方法，还可用于局部封闭止痛。应用普鲁卡因前询问患者有无过敏史，首次应用要做皮试；应用时严格控制剂量，防止过量引起不良反应；做浸润麻醉和传导麻醉时注意抽回血，以免药液误入血管，产生中毒；早期发现中毒症状时要及时抢救。

（王瑞婷）

第十章　镇静催眠药

测试题

一、单选题

1. 下列**不属于**苯二氮䓬类的药物是
   A. 氯氮䓬
   B. 奥沙西泮
   C. 眠而通
   D. 劳拉西泮
   E. 苯巴比妥
2. 地西泮**不用于**
   A. 高热惊厥
   B. 麻醉前给药
   C. 焦虑症或失眠症
   D. 诱导麻醉
   E. 焦虑症
3. 下列针对地西泮叙述**错误**的是
   A. 具有广谱的抗焦虑作用
   B. 具有催眠作用
   C. 具有抗抑郁作用
   D. 具有抗惊厥作用
   E. 具有中枢性肌松作用
4. 地西泮抗焦虑作用主要作用部位是
   A. 大脑皮质
   B. 中脑网状结构
   C. 下丘脑
   D. 边缘系统
   E. 小脑
5. 抢救巴比妥类急性中毒时，**不应**采取的措施是
   A. 洗胃
   B. 给氧，维持呼吸
   C. 注射碳酸氢钠
   D. 给予催吐药
   E. 给予利尿剂
6. 对早醒的患者**不宜**选用
   A. 三唑仑
   B. 氟西泮
   C. 硝西泮
   D. 氯硝西泮
   E. 劳拉西泮
7. 地西泮的作用机制是
   A. 直接抑制中枢神经系统
   B. 直接作用于 GABA 受体起作用
   C. 作用于苯二氮䓬受体，增加 GABA 与 GABA 受体亲和力
   D. 直接抑制网状结构上行激活系统
   E. 直接抑制网状结构下行激活系统
8. 某男，45 岁，近一个月为生活所累夜晚难以入眠，多梦，白天感到疲劳，被诊断为失眠症。应采取何药治疗？
   A. 地西泮
   B. 水合氯醛
   C. 苯巴比妥
   D. 司可巴比妥
   E. 戊巴比妥
9. 某女，38 岁，因失眠 20 多天一直服用地西泮帮助睡眠，随着时间推移，服用剂量要逐渐增加才能入睡。这是地西泮的何种不良反应？
   A. 中枢神经系统反应
   B. 耐药性
   C. 消化道反应
   D. 耐受性
   E. 戒断症状

10. 某男，45 岁，经常出现过分担心、紧张害怕，还常伴有头晕、胸闷、心慌、呼吸急促等症状，被诊断为焦虑症。应采取何药治疗？
A. 三唑仑
B. 水合氯醛
C. 苯巴比妥
D. 戊巴比妥
E. 地西泮

二、填空题

1. 巴比妥随剂量大小，相继出现________、________、________和________。
2. 巴比妥类药物中属长效类的有________，属中效类的有________，短效类的有________。
3. 苯二氮䓬类的主要药理作用包括________、________、________和________等。

三、名词解释

1. 镇静药　2. 催眠药

四、问答题

1. 试述巴比妥类药物急性中毒的抢救原则。
2. 试述苯二氮䓬类产生药物依赖后，突停之后产生戒断症状的表现及其预防。
3. 列举出各两种苯二氮䓬类短效及长效催眠药。

参考答案

一、单选题

1. C　2. D　3. C　4. D　5. D　6. A　7. C　8. A
9. D　10. E

二、填空题

1. 镇静　催眠　抗惊厥　麻醉
2. 苯巴比妥　异戊巴比妥　司可巴比妥
3. 抗焦虑　镇静催眠　抗惊厥和抗癫痫　中枢肌松

三、名词解释

1. 镇静药是使中枢神经抑制，使兴奋、不安及烦躁的情绪趋于正常的药物。
2. 催眠药是能较快，较深的抑制中枢神经系统，引起类似正常睡眠状态，从而改善睡眠的药物。

四、问答题

1. 巴比妥类急性中毒的抢救原则：①排除毒物：洗胃，给盐类泻药。②支持疗法：维持呼吸（人工呼吸、气管插管）和血压。③加速排泄：给利尿剂。④严重休克时，必要时给予输血或血液透析。

2. 戒断症状的表现是：恶心、腹泻、便秘、震颤、失眠、坐立不安、流鼻涕等症状在早期出现，严重时可出现幻觉、头痛、心慌意乱甚至惊厥，戒断症状多数在突停药物后2～3天发生。预防：缓慢减药，不可突然停用。

3. 短效药治疗入睡困难，如三唑仑、阿普唑仑；长效药治疗早醒，如地西泮、氯西泮等。

（杨丽珠）

第十一章　抗癫痫药和抗惊厥药

测试题

一、单选题

1. 下列治疗三叉神经痛首选药是
   A. 苯妥英钠
   B. 扑痫酮
   C. 卡马西平
   D. 哌替啶
   E. 苯巴比妥
2. 下列最有效的治疗癫痫大发作及局限性发作药是
   A. 苯巴比妥
   B. 地西泮（安定）
   C. 乙琥胺
   D. 苯妥英钠
   E. 拉莫三嗪
3. 治疗癫痫持续状态的首选药物是
   A. 硫喷妥钠
   B. 苯妥英钠
   C. 地西泮（安定）
   D. 水合氯醛
   E. 硫酸镁
4. 苯巴比妥不宜用于
   A. 癫痫大发作
   B. 癫痫持续状态
   C. 局限性发作
   D. 失神小发作
   E. 发热惊厥
5. 苯妥英钠不宜用于
   A. 失神小发作
   B. 癫痫大发作
   C. 眩晕、头痛、共济失调
   D. 精神运动性发作
   E. 周围神经痛

二、填空题

1. 癫痫大发作应首选________或________；治疗癫痫持续状态宜选________；治疗癫痫小发作应首选________和________；治疗神精运动性发作宜首选________或________。
2. 苯妥英钠是治疗________的首选药。
3. 苯妥英钠的临床应用是________、________和________。
4. 卡马西平临床用于治疗________和________。
5. 治疗癫痫大发作的药物有________、________和________。

三、问答题

简述苯妥英钠抗癫痫作用和作用机制。

参考答案

一、单选题

1. C　2. D　3. C　4. D　5. A

二、填空题

1. 苯妥英钠　苯巴比妥　地西泮（安定）静脉注射　乙琥胺　丙戊酸钠　卡马西平　苯妥英钠
2. 大发作（强直-阵挛性发作）
3. 抗癫痫　外周神经痛　抗心律失常
4. 精神运动性发作（复杂部分性发作）　三叉神经痛
5. 苯妥英钠　苯巴比妥　扑米酮（或丙戊酸钠）

三、问答题

苯妥英钠抗癫痫作用强，对大发作、限局性发作疗效好，对精神运动性发作次之，对失神小发作无效。其作用机制主要通过稳定神经细胞膜，降低细胞膜对 Na^{+} 和 Ca^{2+} 的通透性，从而降低细胞的兴奋性，阻止癫痫病灶异常放电向周围正常脑组织扩散，但不直接抑制病灶局部的高频放电。

（包金凤）

第十二章　抗帕金森病药

测试题

一、单选题

1. 下列能增加左旋多巴疗效同时又减轻不良反应的药物是
   A. 金刚烷胺
   B. 维生素 B_6
   C. 卡比多巴
   D. 利血平
   E. 卡马西平
2. 溴隐亭治疗帕金森病的作用机制是
   A. 激动中枢多巴胺受体
   B. 直接补充脑内多巴胺
   C. 减少多巴胺降解
   D. 阻断中枢多巴胺受体
   E. 抑制多巴胺再摄取
3. 苯海索（安坦）的作用是
   A. 激动中枢胆碱受体
   B. 直接补充脑内多巴胺
   C. 阻断中枢多巴胺受体
   D. 阻断中枢胆碱受体
   E. 激动多巴胺受体
4. 左旋多巴的作用机制是
   A. 抑制多巴胺再摄取
   B. 在脑内转变为多巴胺补充不足
   C. 直接激动多巴胺受体
   D. 阻断中枢胆碱受体
   E. 减少多巴胺降解
5. 下列能促进左旋多巴脱羧反应，但**不宜**与左旋多巴合用的药是
   A. 金刚烷胺
   B. 丙环定
   C. 苯海索
   D. 维生素 B_6
   E. 卡比多巴

二、填空题

1. 抗帕金森病药可分为________和________两类。
2. 抗帕金森病药物有________、________、________和________等。

三、问答题

简述左旋多巴治疗帕金森病的主要不良反应及其防治措施。

参考答案

一、单选题

1. C　　2. A　　3. D　　4. B　　5. D

二、填空题

1. 补充脑内多巴胺类药　中枢性抗胆碱药（多巴胺受体激动剂）
2. 左旋多巴　金刚烷胺　溴隐亭　苯海索（安坦）

三、问答题

左旋多巴的主要外周不良反应：①胃肠道反应，宜饭后服药；②心血管反应，常见体位性低血压。应嘱患者服药后卧床起立时，动作应缓慢，本品还可引起心动过速、心律失常；③不自主运动和“开-关现象”，注意保护患者避免受伤；④精神障碍，需密切观察，及时提醒主治医师减量。合用卡比多巴可减少左旋多巴在外周的脱羧作用，减少不良反应。

（包金凤）

第十三章　抗精神失常药

测试题

一、单选题

1. 氯丙嗪不宜用于
   A. 精神分裂症
   B. 躁狂症的兴奋状态
   C. 顽固性呃逆
   D. 晕动症的呕吐
   E. 人工冬眠
2. 下列不属于氯丙嗪的药理作用项是
   A. 抗精神病作用
   B. 调节体温作用
   C. 激动多巴胺受体
   D. 镇吐作用
   E. 阻断 M 受体
3. 氯丙嗪抗精神病的作用机制是阻断
   A. 中枢胆碱受体
   B. 中枢 α 受体
   C. 中枢-皮质通路及中脑边缘系统多巴胺受体
   D. 黑质纹状体系统多巴胺受体
   E. 下丘脑多巴胺受体
4. 下述用于治疗伴有焦虑、抑郁的精神分裂症的药物是
   A. 氯丙嗪
   B. 氟哌啶醇
   C. 氟奋乃静
   D. 硫利达嗪
   E. 奋乃静
5. 多塞平的主要适应证是
   A. 精神分裂症
   B. 抑郁症
   C. 躁狂症
   D. 偏执性精神病
   E. 反应性精神病
6. 氯丙嗪过量引起低血压应选用
   A. 多巴胺
   B. 异丙肾上腺素
   C. 去甲肾上腺素
   D. 肾上腺素
   E. 麻黄碱
7. 碳酸锂主要用于治疗
   A. 帕金森病
   B. 精神分裂症
   C. 躁狂症
   D. 抑郁症
   E. 癫痫
8. 下列用于口服维持治疗和预防复发的长效抗精神病药是
   A. 氯丙嗪
   B. 奋乃静
   C. 硫利达嗪
   D. 五氟利多
   E. 氟奋乃静
9. 下列对锥体外系反应最轻的抗精神病药是
   A. 氯氮平
   B. 氟哌啶醇
   C. 氟奋乃静
   D. 氯丙嗪
   E. 奋乃静
10. 某男，50 岁。因患精神分裂症常年服用氯丙嗪，症状好转，但近日来出现肌肉震颤、动作迟缓、流涎等症状，诊断为氯丙嗪引起的帕金森

综合征，应采取何药治疗？
A. 苯海索
B. 金刚烷胺
C. 左旋多巴
D. 溴隐亭
E. 卡比多巴

11. 某女，46 岁。因患精神分裂症常年服用氯丙嗪引起体位性低血压，此为氯丙嗪何种药理作用所致？
A. 抗精神病作用
B. 镇吐作用
C. 阻断 M 受体
D. 阻断 α 受体
E. 调节体温作用

二、填空题

1. 氯丙嗪可与________和________配合组成冬眠合剂。
2. 氯丙嗪可用于________、________、________和________等。

三、问答题

1. 简述氯丙嗪引起的锥体外系反应的表现。
2. 简述非典型抗精神病药较传统抗精神病药的主要优点？
3. 简述选择性 5-HT 再摄取抑制剂的主要不良反应？

参考答案

一、单选题

1. D　2. C　3. D　4. D　5. B　6. C　7. C　8. D
9. A　10. A　11. D

二、填空题

1. 哌替啶　异丙嗪
2. 精神分裂症　止吐　人工冬眠　低温麻醉

三、问答题

1. 锥体外系反应的临床表现
(1) 震颤麻痹综合征：肌强直、面具脸、流涎、震颤等。
(2) 急性肌张力障碍：为局部肌群的持续性痉挛，如斜颈、口眼歪斜、下颌不能闭合、怪相、眼球上翻、严重时角弓反张、扭转性痉挛。
(2) 静坐不能：明显的坐立不安、烦躁等。
2. 优点
(1) 不仅对精神分裂症的阳性症状有效，对阴性症状也有效。
(2) 较少影响认知功能，甚至可以改善认知功能，对病人回归社会有利。
(3) 不良反应较少，特别是锥体外系反应轻微。
(4) 安全性较好。
3. 主要的不良反应

（1）胃肠道：恶心、食欲缺乏、腹泻。
（2）自主神经：口干、多汗、头痛。
（3）精神方面：焦虑、失眠、兴奋。
（4）性功能障碍。

（杨丽珠）

第十四章　脑功能改善药

测试题

一、单选题

1. 下列哪种药**不属于**治疗阿尔茨海默病药
   A. 加兰他敏
   B. 多奈哌齐
   C. 呫诺美林
   D. 吡拉西坦
   E. 氟西汀
2. 下列用于阿尔茨海默病的药物中，不属于胆碱酯酶抑制剂的是
   A. 多奈哌齐
   B. 呫诺美林
   C. 石杉碱甲
   D. 加兰他敏
   E. 美曲膦酯
3. 多奈哌齐治疗阿尔茨海默病是由于
   A. 抑制胆碱酯酶
   B. 激动 M 受体
   C. 改善脑代谢或脑循环
   D. 促进神经系统发育
   E. 具有保护神经作用
4. 有关吡拉西坦描述错误的是
   A. 为脑代谢改善药
   B. 具有保护神经作用
   C. 可改善阿尔茨海默病患者的记忆功能
   D. 可用于治疗儿童智能发育迟缓
   E. 易通过胎盘屏障，孕妇禁用
5. 某女，70 岁，近几个月出现进行性认知和记忆障碍，被诊断为阿尔茨海默病，可选用下述哪种药物治疗
   A. 氯丙嗪
   B. 苯妥英钠
   C. 丙米嗪
   D. 丁螺酮
   E. 多奈哌齐

二、填空题

1. 多奈哌齐通过抑制________而增加乙酰胆碱的含量，是目前治疗________的常用药。具有________的优点。

2. 治疗阿尔茨海默病药包括________、________、________、________、________、________、________。

参考答案

一、单选题

1. E　2. B　3. A　4. D　5. E

二、填空题

1. 胆碱酯酶　阿尔茨海默病　剂量小　毒性低
2. 胆碱酯酶抑制药　M受体激动药　改善脑代谢或脑循环药　神经营养因子　神经保护药　抗炎及抗淀粉样蛋白治疗药　抗氧化治疗药

第十五章　麻醉性镇痛药

测 试 题

一、单选题

1. 吗啡急性中毒致死的主要原因是
   A. 呼吸麻痹
   B. 昏迷
   C. 缩瞳呈针尖大小
   D. 血压下降
   E. 成瘾性
2. 小剂量吗啡可用于
   A. 分娩止痛
   B. 心源性哮喘
   C. 颅脑外伤止痛
   D. 麻醉前给药
   E. 胃肠绞痛
3. 喷他佐辛的主要特点是
   A. 心率减慢
   B. 可引起体位性低血压
   C. 镇痛作用与吗啡相似
   D. 成瘾性很小，已列入非麻醉品
   E. 属阿片受体激动剂
4. 下列属于阿片受体拮抗药是
   A. 芬太尼
   B. 美沙酮
   C. 纳洛酮
   D. 喷他佐辛
   E. 哌替啶
5. 哌替啶用于治疗胆绞痛时应合用
   A. 吗啡
   B. 可待因
   C. 芬太尼
   D. 阿托品
   E. 纳洛酮
6. 抢救吗啡急性中毒可用
   A. 芬太尼
   B. 纳洛酮
   C. 美沙酮
   D. 哌替啶
   E. 喷他佐辛
7. 骨折剧痛应选用
   A. 纳洛酮
   B. 阿托品
   C. 吲哚美辛
   D. 哌替啶
   E. 地西泮
8. 吗啡作用机制是
   A. 阻断体内阿片受体
   B. 激动体内阿片受体
   C. 激动体内多巴胺受体
   D. 阻断胆碱受体
   E. 激动肾上腺素受体
9. 某女，52 岁。两周前因突发心前区压榨样疼痛而入院，经心电图检查诊断为急性前壁心肌梗死，治疗后病情较平稳。1 天前夜间突然发作剧烈咳嗽，并伴以憋气而醒。患者平卧时感到气急难忍，不得不采取坐位，且咳出粉红色泡沫样痰。诊断：急性左心衰竭。请问，除给予吸氧及强心、利尿、扩血管等治疗外，应给与何种药物辅助治疗？
   A. 纳洛酮
   B. 可待因
   C. 吗啡
   D. 喷他佐辛

E. 烯丙吗啡

10. 某男，46 岁，风湿性心脏病 3 年，强心苷和利尿药维持治疗。昨夜突然感到呼吸困难、心悸。查体：端坐呼吸，呼吸浅快，咳大量泡沫样痰，心率 120 次/分，肺布满湿啰音，应加用下述哪种药进行治疗

A. 麻黄碱

B. 异丙肾上腺素

C. 阿托品

D. 吗啡

E. 肾上腺素

11. 某女，45 岁。一小时前因右侧腰背部剧烈疼痛，难以忍受，出冷汗，服颠茄片不见好转，急来院门诊。经诊断为肾结石。患者宜用何药止痛

A. 阿托品

B. 哌替啶

C. 阿托品＋哌替啶

D. 吗啡

E. 阿托品＋吗啡

二、填空题

1. 吗啡的中枢作用包括________、________、________和________等。
2. 哌替啶用于胆绞痛时应与________合用。
3. 抢救吗啡急性中毒可用________。
4. 哌替啶在中枢方面作用与吗啡不同的是________和________。

三、问答题

1. 简述吗啡的主要药理作用及作用机制。
2. 吗啡可用于治疗心源性哮喘的药理学基础是什么？
3. 简述哌替啶的主要药理作用和作用机制。

参考答案

一、单选题

1. A　2. B　3. D　4. C　5. D　6. B　7. D　8. B　9. C　10. D　11. C

二、填空题

1. 镇静镇痛　呼吸抑制　镇咳　缩瞳
2. 阿托品
3. 纳洛酮
4. 无明显镇咳作用　不引起缩瞳

三、问答题

1. 吗啡主要通过与体内阿片受体结合，作用如下。

（1）中枢神经系统：①镇痛镇静作用，还有欣快感和改善患者情绪；②抑制呼吸；③镇咳作用；④缩瞳作用，中毒剂量呈针尖样瞳孔；⑤催吐作用。

（2）心血管系统，使外周血管扩张，引起体位性低血压。

（3）平滑肌作用，兴奋胃肠道平滑肌和括约肌，易引起便秘，使胆道平滑肌痉挛，Oddi 括约肌收缩，胆囊内压升高引起上腹部不适，诱发胆绞痛；提高膀胱平滑肌张力，导致尿潴留；大剂量收缩支气管，故哮喘患者禁用。

2. 小剂量吗啡用于治疗心源性哮喘是由于：吗啡可治疗左心衰竭突发急性肺水肿引起的呼吸困难。除应用强心苷、吸氧等强心措施外，小剂量吗啡可降低呼吸中枢对 CO_2 的敏感性，使呼吸频率变慢、加深，增加换气量，减轻喘息症状，同时吗啡扩张外周血管，降低外周阻力，其镇静作用有利于消除患者焦虑、恐惧情绪，因而能减轻心脏负荷。

3. 哌替啶通过与体内阿片受体结合产生药理作用，镇痛作用仅吗啡 1/10，维持时间短，同时有镇静和欣快感。呼吸抑制作用弱，有催吐作用，但无镇咳和缩瞳作用。对于平滑肌兴奋作用弱，故不引起便秘，也无止泻作用。对妊娠末期子宫无抗催产素兴奋子宫作用，故不会延缓产程，在估计 2～4 小时内胎儿不能分娩情况下，可用于分娩止痛。对心血管作用比吗啡弱，扩张外周血管可引起体位性低血压。久用成瘾，应控制使用。

（杨丽珠）

第十六章 解热镇痛抗炎药

测试题

一、单选题

1. 解热镇痛抗炎药作用机制是
   A. 激动阿片受体
   B. 阻断多巴胺受体
   C. 促进前列腺素合成
   D. 抑制前列腺素合成
   E. 激动苯二氮䓬受体
2. 解热镇痛药镇痛的主要作用部位是
   A. 大脑皮质
   B. 脑干网状结构
   C. 外周神经疼痛感受器
   D. 丘脑痛觉中枢
   E. 中脑边缘系统
3. 下列**不具有**抗风湿作用的药物是
   A. 吲哚美辛
   B. 阿司匹林
   C. 布洛芬
   D. 对乙酰氨基酚
   E. 吡罗昔康
4. 解热镇痛药的降温特点主要是
   A. 只降低发热体温，不影响正常体温
   B. 降低发热体温，也降低正常体温
   C. 降体温作用随环境温度而变化
   D. 降温作用需有物理降温配合
   E. 配合物理降温可使体温降低到正常体温以下
5. 布洛芬与阿司匹林比较主要优点是
   A. 解热作用较强
   B. 镇痛作用较强
   C. 抗炎、抗风湿作用较强
   D. 胃肠道反应较轻
   E. 抑制血小板作用较强
6. 某男，42 岁，有哮喘病史。1 天前因发热服用阿司匹林 250mg，用药后 30 分钟哮喘严重发作，大汗，发绀，强迫坐位。以下哪种说法正确
   A. 这是由于发热引发了哮喘
   B. 这是由于阿司匹林诱发了哮喘
   C. 这是阿司匹林中毒的表现
   D. 可用肾上腺素治疗
   E. 这是以抗原-抗体反应为基础的过敏反应
7. 某女，55 岁，因患有风湿性关节炎服用阿司匹林治疗，用药后出现恶心、呕吐、上腹部疼痛等症状。这是阿司匹林的哪种不良反应
   A. 凝血障碍
   B. 水杨酸样反应
   C. 过敏反应
   D. 瑞氏综合征
   E. 胃肠道反应

二、填空题

1. 阿司匹林具有________、________、________和________等药理作用。

2. 阿司匹林产生胃肠道不良反应的防治方法有________、________、________和________。

三、问答题

1. 简述阿司匹林中毒引起的水杨酸反应的表现和抢救措施。
2. 简述对乙酰氨基酚的药理作用及不良反应。
3. 吗啡与阿司匹林的镇痛作用和应用有哪些不同?

参考答案

一、单选题

1. D　　2. C　　3. D　　4. A　　5. D　　6. B　　7. E

二、填空题

1. 解热　镇痛　抗炎抗风湿　抗血小板凝聚
2. 饭后服　同服抗酸药　用肠溶片　胃溃疡患者禁用

三、问答题

1. 长期大剂量应用阿司匹林易发生中毒症状，可出现头痛、眩晕、恶心、呕吐、耳鸣、听、视力减退，甚至精神失常等。应即刻停药，给予对症治疗，并可静脉滴注碳酸氢钠溶液以碱化尿液，加速药物从尿中排泄。

2. 对乙酰氨基酚有较强解热镇痛作用，但无抗风湿作用。作用缓和持久，胃肠反应较小，不引起凝血障碍，用量大时其代谢产物能氧化血红蛋白而形成高铁血红蛋白，使组织缺氧、发绀及溶血性贫血，长期应用对肝有损害，过量急性中毒可致肝坏死，还可致肾损害，血小板减少等。

3. 吗啡具有强大的镇痛作用，对各种疼痛均有效，同时还有镇静、欣快感和改善患者情绪，阿司匹林具有中等程度的镇痛作用，对慢性钝痛效好，对严重创伤性剧痛及内脏绞痛无效。吗啡作用于中枢阿片受体产生镇痛作用，而阿司匹林镇痛作用部位主要在外周，通过抑制局部前列腺素合成产生作用。临床应用吗啡主要用于急性剧痛和晚期癌性疼痛，易成瘾，控制使用。阿司匹林主要用于慢性钝痛，因不产生欣快感和成瘾性，广泛使用。

（杨丽珠）

第十七章　中枢兴奋药

测 试 题

一、单选题

1. 尼可刹米（可拉明）临床常用的给药方法是
   A. 口服
   B. 皮下注射
   C. 单次静脉给药
   D. 间歇静脉注射
   E. 吸入
2. 吗啡急性中毒引起呼吸抑制，下列可选用的解救药物是
   A. 尼可刹米
   B. 甲氯酚酯
   C. 哌甲酯
   D. 乙酰氨基酚
   E. 咖啡因
3. 一氧化碳中毒引起窒息、呼吸抑制，下列可选用的药物是
   A. 甲氯酚酯
   B. 山梗菜碱
   C. 哌甲酯
   D. 吲哚美辛
   E. 二甲弗林
4. 下列治疗小儿遗尿的有效药物是
   A. 尼可刹米
   B. 山梗菜碱
   C. 哌甲酯
   D. 吲哚美辛
   E. 咖啡因
5. 某男，32岁，昏睡，瞳孔极度缩小，呼吸抑制，血压降低，入院后诊断为急性吗啡中毒。针对呼吸抑制应选用何种药物抢救
   A. 二甲弗林
   B. 咖啡因
   C. 尼可刹米
   D. 山梗菜碱
   E. 哌甲酯

二、填空题

1. 主要兴奋大脑皮质的药物是________和________。
2. 能直接兴奋呼吸中枢的中枢兴奋药是________、________和________等。
3. 一氧化碳中毒最常选用________。
4. 小剂量咖啡因可兴奋________；较大剂量可直接兴奋________中枢和________中枢。

参考答案

一、单选题

1. D　　2. A　　3. B　　4. C　　5. C

二、填空题

1. 咖啡因　哌甲酯
2. 咖啡因　尼可刹米　二甲弗林（回苏灵）
3. 山梗菜碱
4. 大脑皮质　延髓呼吸中枢　血管运动

（杨丽珠）

第十八章 抗慢性心力衰竭药

测试题

一、单选题

1. 强心苷对心肌正性肌力作用机制是
   A. 增加膜 Na^+，K^+-ATP 酶活性
   B. 促进儿茶酚胺释放
   C. 抑制膜 Na^+，K^+-ATP 酶活性
   D. 缩小心室容积
   E. 减慢房室传导
2. 下列强心苷最佳的适应证是
   A. 甲状腺功能亢进症诱发的心力衰竭
   B. 高度二尖瓣狭窄诱发的心力衰竭
   C. 伴有心房颤动和心室率快的心力衰竭
   D. 肺源性心脏病引起的心力衰竭
   E. 严重贫血诱发的心力衰竭
3. 口服生物利用度最高的强心苷是
   A. 洋地黄毒苷
   B. 毒毛花苷 K
   C. 毛花苷 C
   D. 地高辛
   E. 铃兰毒苷
4. 治疗强心苷中毒引起的窦性心动过缓可选用
   A. 阿托品
   B. 苯妥英钠
   C. 氯化钾
   D. 利多卡因
   E. 氨茶碱
5. 强心苷禁用于
   A. 慢性心力衰竭
   B. 心房颤动
   C. 心房扑动
   D. 室性心动过速
   E. 室上性心动过速
6. 能增加强心苷毒性的药物是
   A. 氯化钾
   B. 螺内酯
   C. 苯妥英钠
   D. 奎尼丁
   E. 利多卡因
7. 地高辛的半衰期为 36 小时，若每日给予维持量，则达到稳态血药浓度约需
   A. 15 天
   B. 12 天
   C. 9 天
   D. 6 天
   E. 3 天
8. 下列肝肠循环最多的强心苷是
   A. 洋地黄毒苷
   B. 地高辛
   C. 毒毛花苷 K
   D. 毛花苷 C
   E. 铃兰毒苷
9. 血浆蛋白结合率最高的强心苷是
   A. 洋地黄毒苷
   B. 地高辛
   C. 毒毛花苷 K
   D. 毛花苷 C
   E. 铃兰毒苷
10. 临床口服最常用的强心苷是
    A. 洋地黄毒苷
    B. 地高辛

C. 毛花苷 C
D. 毒毛花苷 K
E. 铃兰毒苷

11. 血管扩张药改善心力衰竭的泵血功能是通过
A. 减少心肌耗氧量
B. 改善冠状动脉血流
C. 降低血压
D. 减轻心脏的前、后负荷
E. 降低心排血量

12. 强心苷中毒致窦性心动过缓的原因
A. 抑制房室传导
B. 加强心肌收缩力
C. 抑制窦房结
D. 缩短心房的有效不应期
E. 增加房室结的隐匿性传导

13. 可用于治疗心力衰竭的磷酸二酯酶抑制药的是
A. 维拉帕米
B. 米力农
C. 卡托普利
D. 酚妥拉明
E. 哌唑嗪

14. 排泄最慢、作用最持久的强心苷是
A. 地高辛
B. 洋地黄毒苷
C. 毛花苷 C
D. 毒毛花苷 K
E. 铃兰毒苷

15. 静脉注射后起效最快的强心苷是
A. 地高辛
B. 毛花苷 C
C. 洋地黄毒苷
D. 毒毛花苷 K
E. 铃兰毒苷

16. 可用于治疗心力衰竭的钙通道阻滞药是
A. 硝苯地平
B. 硝酸甘油
C. 硝普钠
D. 哌唑嗪
E. 肼屈嗪

17. 患者，女性，62 岁，因充血性心力衰竭的急诊入院，此时应选用的药物是
A. 洋地黄毒苷
B. 地高辛
C. 毛花苷 C
D. 氯化钾
E. 米立农

18. 某心力衰竭患者长期服用强心苷治疗，一天前出现心律失常，以强心苷中毒收入院治疗。下列心律失常类型中，不宜用氯化钾治疗的是
A. 室性期前收缩
B. 房室传导阻滞
C. 室性心动过速
D. 室性期前收缩二联律
E. 室上性心动过速

19. 主要扩张静脉治疗心力衰竭的药物是
A. 哌唑嗪
B. 肼屈嗪
C. 硝酸甘油
D. 硝普钠
E. 卡托普利

20. 能扩张动、静脉治疗心力衰竭的药物是
A. 硝酸甘油
B. 硝酸异山梨酯
C. 硝普钠
D. 肼屈嗪
E. 地高辛

21. 强心苷中毒最常见的不良反应是
A. 心电图出现 Q-T 间期缩短
B. 头痛
C. 房室传导阻滞
D. 恶心、呕吐
E. 低钾血症

22. 治疗强心苷中毒引起的快速型心律

失常的最佳药物是
A. 苯妥英钠
B. 普萘洛尔
C. 胺碘酮
D. 维拉帕米
E. 利多卡因

23. 可用于治疗心力衰竭的β受体激动药是
A. 卡托普利
B. 美托洛尔
C. 多巴酚丁胺
D. 氨力农
E. 氢氯噻嗪

24. 强心苷的利尿作用主要是由于
A. 抑制抗利尿素的分泌
B. 抑制肾小管膜ATP酶
C. 改善肾血流动力学
D. 增加交感神经活力
E. 继发性醛固酮增多症

25. 原型自肾排出最多的药物是
A. 洋地黄毒苷
B. 地高辛
C. 毛花苷C
D. 铃兰毒苷
E. 毒毛花苷K

26. 患者，男性，71岁，因长期服用洋地黄引起的室性期前收缩，此时抗心律失常治疗最好选用
A. 利多卡因
B. 奎尼丁
C. 普鲁卡因胺
D. 普萘洛尔
E. 溴苄胺

二、填空题

1. 治疗充血性心力衰竭的正性肌力药有________类、________和________类。
2. 强心苷的主要不良反应有________、________和________。
3. 地高辛口服制剂吸收率具有明显________，应用时要选用________制剂。
4. 地高辛在体内消除大部分以________经________排泄，洋地黄毒苷主要经________消除。
5. 治疗慢性心力衰竭除可应用强心苷等正性肌力药外，还可用________、________和________等。

三、名词解释

1. 正性肌力药物　2. 全效量

四、问答题

1. 简述治疗慢性心力衰竭的药物分类及代表药物。
2. 试述地高辛对心脏的作用、作用机制和临床应用。
3. 简述强心苷的不良反应及中毒的防治措施。

参考答案

一、单选题

1. C　2. C　3. A　4. A　5. D　6. D　7. D　8. A

9. A　10. B　11. D　12. C　13. B　14. B　15. D　16. A
17. C　18. B　19. C　20. C　21. D　22. A　23. B　24. C
25. E　26. A

【解析】

1. 强心苷可以增加心肌细胞内游离钙离子，通过抑制心肌细胞膜 Na^+, K^+-ATP 酶活性使细胞内可利用钙离子增多，收缩力加强。

2. 强心苷最适用于心房颤动和心室率快的心力衰竭，其他因能量代谢障碍如甲状腺功能亢进症、贫血、心肌外机械性阻塞心力衰竭如二尖瓣狭窄、缺氧及能量代谢障碍肺源性心脏病疗效差。

3. 洋地黄毒苷因极性低、脂溶性最高，故口服吸收稳定而完全，生物利用度最高。

4. 阿托品可阻断窦房结 M 受体及解除迷走神经抑制，用于治疗强心苷中毒引起的窦性心动过缓。

5. 室性心动过速应用强心苷，易引起心室颤动。

7. 约需要 5 个半衰期可达稳态浓度。

8. 洋地黄毒苷极性最小，脂溶性高，易吸收，肝肠循环最多。

10. 地高辛属中效强心苷，具有口服大部分吸收、作用较洋地黄毒苷出现快、半衰期稍短、原型经肾排出、易于调节、可采用无负荷维持量等优点，临床最为常用。

11. 扩张小动脉使外周阻力降低，因心脏后负荷降低而使心排血量增加；扩张小静脉，回心血量减少，降低左心室舒张末压，减轻心脏前负荷。

14. 洋地黄毒苷半衰期最长，部分有肝肠循环。

15. 静脉注射后蛋白结合率最低，游离型最多，作用最快。

17. 应选用静脉注射作用最快的毛花苷 C。

18. 钾离子可抑制传导，故不宜用于房室传导阻滞的治疗。

19. 硝酸甘油可显著舒张小静脉，减少回心血量，降低心脏前负荷。

20. 硝普钠静脉滴注可舒张小动脉和小静脉，作用快，持续时间短。

21. 最常见的不良反应是胃肠道反应等，常是中毒的先兆。

24. 强心苷主要增强心肌收缩力，增加心排血量，导致肾血流量增加，引起利尿作用。

25. 毒毛花苷 K 极性大，脂溶性低，不易进入肝细胞，主要以原型经肾排出。

26. 利多卡因对心房作用弱，主要影响心室及其传导系统，用于室性心律失常，特别适用于心肌梗死后所致的室性心律失常。

二、填空题

1. 强心苷　β受体激动药　磷酸二酯酶抑制药
2. 胃肠道反应　各类心律失常　神经系统反应或色觉障碍
3. 个体差异　同一来源批号
4. 原型　肾　肝代谢
5. 血管紧张素Ⅰ转化酶抑制药　利尿药　血管扩张药

三、名词解释

1. 正性肌力药物：指能够加强心肌收缩力，增加心输出量，用于治疗充血性心力衰竭的药物。

2. 全效量：亦称洋地黄化量。即在短期内给予能充分发挥疗效而又不致中毒的剂量。

四、问答题

1. 治疗心力衰竭主要药物有：①强心苷类，如地高辛；②拟交感神经药，如多巴酚丁胺；③磷酸二酯酶抑制药，如氨力农；④血管扩张药，如硝酸甘油；⑤利尿药，如噻嗪类；⑥肾素血管紧张素醛固酮系统抑制药，如卡托普利；⑦β受体阻断药，如美托洛尔。

2. 药理作用

（1）强心：①正性肌力；②负性频率；③房室结负性传导，因正性肌力作用，可增加肾血流量而引发利尿。

（2）作用机制：抑制心肌细胞膜上的 Na^+, K^+-ATP 酶，使 Na^+-K^+ 转运受阻，进而抑制了 Na^+-Ca^{2+} 交换，心肌细胞内 Ca^{2+} 增多，心肌收缩加强。

3. 强心苷的不良反应包括三方面：①胃肠道反应，如恶心、呕吐、食欲缺乏等；②神经系统反应和视觉异常，如头痛、头晕、失眠等及黄视、绿视、视物模糊等；③心脏反应，出现期前收缩、二联律、三联律、室性心动过速、心室颤动等类型的心律失常。

中毒的防治措施包括：①防止中毒的诱发因素如低钾血症、高钙血症、心肌缺血、缺氧等；②发现停药指征时立即停药；③出现快速型心律失常时可给予钾盐、苯妥英钠和利多卡因；④出现缓慢型心律失常或传导阻滞可用阿托品。

（李湘萍）

第十九章　抗心律失常药

测试题

一、单选题

1. 患者，男性，76 岁，因急性心肌梗死急诊入院，入院后 24 小时内护士发现患者出现室性心律失常，此时首选治疗药物是
   A. 奎尼丁
   B. 普萘洛尔
   C. 利多卡因
   D. 胺碘酮
   E. 维拉帕米
2. 患者，男性，69 岁，因慢性心力衰竭 5 年，近半年来一直服用地高辛治疗。半日前患者出现黄视，急诊以洋地黄中毒收入院。入院后查心电图发现患者存在室性快速性心律失常，此时最佳治疗药物是
   A. 奎尼丁
   B. 普萘洛尔
   C. 维拉帕米
   D. 苯妥英钠
   E. 胺碘酮
3. 治疗阵发性室上性心动过速的最佳药物是
   A. 奎尼丁
   B. 利多卡因
   C. 普鲁卡因胺
   D. 维拉帕米
   E. 苯妥英钠
4. 可引起金鸡纳反应的药物
   A. 奎尼丁
   B. 普鲁卡因胺
   C. 胺碘酮
   D. 普萘洛尔
   E. 普罗帕酮
5. 关于维拉帕米的叙述，**错误**的是
   A. 是窄谱的抗心律失常药
   B. 阻断心肌慢通道
   C. 抑制钙内流
   D. 治疗室性心律失常效果好
   E. 治疗室上性心律失常效果好
6. 长期应用能引起红斑狼疮样症状的药物是
   A. 奎尼丁
   B. 利多卡因
   C. 普萘洛尔
   D. 普鲁卡因胺
   E. 苯妥英钠
7. 治疗室性心律失常的首选药物是
   A. 奎尼丁
   B. 维拉帕米
   C. 普萘洛尔
   D. 利多卡因
   E. 胺碘酮
8. 下列属于广谱抗心律失常药是
   A. 奎尼丁
   B. 维拉帕米
   C. 普萘洛尔
   D. 苯妥英钠
   E. 普罗帕酮
9. 首过效应显著，不宜口服给药的抗心律失常的药是
   A. 奎尼丁
   B. 普鲁卡因胺

C. 苯妥英钠
D. 利多卡因
E. 胺碘酮

10. 维拉帕米降低自律性的作用主要是
A. 抑制 0 相 Ca^{2+} 内流
B. 抑制 Na^+ 通道
C. 抑制 4 相 Ca^{2+} 内流
D. 延长有效不应期
E. 延长动作电位时程

11. 普鲁卡因胺主要用于
A. 心房颤动
B. 心房扑动
C. 窦性心动过缓
D. 室性期前收缩
E. 室上性心动过速

二、填空题

1. 治疗阵发性室上性心动过速宜选用________和________。
2. 利多卡因主要降低心脏________和________的自律性，故主要用于治疗________心律失常。
3. 治疗洋地黄中毒所致的快速型心律失常应选用________或________。
4. 利多卡因经肝代谢时________效应显著，故常采用________方式给药。
5. 常用于心房颤动、心房扑动及室上性心动过速的药物是________、________和________等。
6. 常用于治疗室性心律失常的药物有________、________和________等。

三、名词解释

1. 折返激动　2. 金鸡纳反应　3. 广谱抗心律失常药

四、问答题

1. 简述利多卡因抗心律失常机制及临床应用。
2. 简述第Ⅰ类抗心律失常药物对离子转运的影响及相应的电生理效应。

参考答案

一、单选题

1. C　2. D　3. D　4. A　5. D　6. D　7. D　8. A
9. D　10. D　11. D

【解析】

1. 利多卡因对心房作用弱，主要影响心室及其传导系统，用于室性心律失常，特别首选用于急性心肌梗死后所致的室性心律失常。

2. 苯妥英钠能使强心苷与 Na^+，K^+-ATP 酶解离，恢复酶活性，主要对室性和传导系统产生影响，常用于强心苷中毒引起的快速型心律失常。

3. 维拉帕米抑制钙离子内流，从而降低窦房结、房室结自律性，抑制房室传导，减慢心率。为治疗阵发性室上性心动过速首选药物。

4. 奎尼丁是从金鸡纳树皮提取的物质，久用引起恶心、呕吐、听力减退、视物模糊、严重心律失常等，称为金鸡纳反应。

9. 利多卡因首关效应和胃肠反应大，宜静脉给药。

11. 可降低浦肯野纤维自律性，减慢传导，对心室作用强，用于室性期前收缩。

二、填空题

1. 普萘洛尔　维拉帕米或胺碘酮或普鲁卡因胺
2. 心室肌　浦肯野纤维　室性
3. 苯妥英钠　利多卡因
4. 首关　静脉滴注
5. 强心苷　奎尼丁　维拉帕米或普萘洛尔
6. 利多卡因　胺碘酮　普鲁卡因胺

三、名词解释

1. 折返激动：指冲动经传导通路折回原处而反复运行的现象，单个折返引起期前收缩，连续折返则引起阵发性心动过速、扑动或颤动。

2. 金鸡纳反应：从金鸡纳树皮中提取的奎尼丁，长时间用药，出现头痛、头晕、耳鸣、腹泻、恶心、视物模糊等症状，称为金鸡纳反应。

3. 广谱抗心律失常药：是指对多种类型的心律失常，如房性、室上性和室性快速型心律失常均有疗效的药物。

四、问答题

1. 利多卡因抗心律失常机制主要为直接抑制 Na^+ 内流，促进 K^+ 外流；降低自律性，缩短不应期，改善传导，消除单向阻滞。主要用于室性心律失常，首选用于治疗急性心肌梗死性室性心律失常，亦用于强心苷中毒的室性心律失常、室性期前收缩及心室颤动。

2. 第Ⅰ类抗心律失常药都阻断 Na^+ 通道，但程度不同，对 K^+ 的转运也不同，因此产生不同的心肌电生理效应。

$Ⅰ_A$类：中度抑制 Na^+ 内流，抑制 K^+ 外流，因而降低心肌自律性，减慢传导，延长动作电位时程和有效不应期。

$Ⅰ_B$类：轻度抑制 Na^+ 内流，促进 K^+ 外流，降低自律性，改善传导，缩短动作电位时程但相对延长有效不应期。

$Ⅰ_C$类：重度抑制 Na^+ 内流，对 K^+ 转运影响小，降低自律性，减慢传导，对动作电位时程和有效不应期无明显影响。

注意：此类药物对不同心肌有不同的选择性，如 $Ⅰ_A$ 类主要作用于心房心室肌、浦氏纤维、房室结、房室旁路，是广谱抗心律失常药，也可用于预激综合征等。

（李湘萍）

第二十章　抗心绞痛药

测试题

一、单选题

1. 硝酸甘油**不具有**的作用是
   A. 心率加快
   B. 心室壁肌张力增高
   C. 扩张小静脉
   D. 回心血量减少
   E. 降低心肌耗氧量
2. 变异性心绞痛**不宜选用**
   A. 地尔硫䓬
   B. 硝酸异山梨酯
   C. 普萘洛尔
   D. 硝苯地平
   E. 维拉帕米
3. 硝酸甘油**不具有**的不良反应是
   A. 升高眼压
   B. 心率加快
   C. 水肿
   D. 搏动性头痛
   E. 面部及皮肤潮红
4. 易引起耐受性的抗心绞痛药是
   A. 硝苯地平
   B. 维拉帕米
   C. 普萘洛尔
   D. 硝酸甘油
   E. 地尔硫䓬
5. **不具有**扩张冠状动脉作用的药物是
   A. 维拉帕米
   B. 硝苯地平
   C. 普萘洛尔
   D. 硝酸甘油
   E. 硝酸异山梨酯
6. 抗心绞痛的治疗作用主要是通过
   A. 抑制心肌收缩力
   B. 增强心肌收缩力，改善动脉血流
   C. 增加心肌耗氧
   D. 降低心肌耗氧，增加心肌缺血区血流
   E. 减少心室容积
7. 最常用于中止或缓解心绞痛发作的药物是
   A. 硝酸异山梨酯
   B. 戊四硝酯
   C. 硝酸甘油
   D. 普萘洛尔
   E. 美托洛尔
8. 某患者，男性，72 岁，患高血压多年。近期常于休息时感心前区憋闷，诊为变异型心绞痛，该患者治疗心绞痛宜选用
   A. 普萘洛尔
   B. 硝酸甘油
   C. 美托洛尔
   D. 硝苯地平
   E. 戊四硝酯
9. 下列血管中，硝酸甘油对其**不起作用**的是
   A. 冠状动脉的输送血管
   B. 小动脉
   C. 冠状动脉的小阻力血管
   D. 小静脉
   E. 冠状动脉侧支血管
10. 预防心绞痛发作常选用

A. 硝酸异山梨酯
B. 普萘洛尔
C. 美托洛尔
D. 硝苯地平
E. 硝酸甘油

11. 患者，女性，72 岁，近期诊断为心绞痛，该患者伴有青光眼，则心绞痛治疗不宜选用
A. 普萘洛尔
B. 硝酸甘油
C. 地尔硫䓬
D. 美托洛尔
E. 维拉帕米

12. 患者，女性，69 岁，患有哮喘十余年，近期确诊为心绞痛。该患者不宜选用的抗心绞痛药物为
A. 硝酸甘油
B. 普萘洛尔
C. 地尔硫䓬
D. 硝苯地平
E. 戊四硝酯

13. 因首过效应大，不宜口服的抗心绞痛药是
A. 硝酸甘油
B. 美托洛尔
C. 普萘洛尔
D. 硝苯地平
E. 地尔硫䓬

14. 硝酸酯类、β 受体阻断药及钙通道阻滞药治疗心绞痛的共同作用机制是
A. 扩张血管
B. 减慢心率
C. 抑制心肌收缩力
D. 降低心肌耗氧
E. 减少心室容积

15. 关于硝酸甘油与普萘洛尔合用治疗心绞痛的理论依据，错误的是
A. 抵消普萘洛尔扩大心室容积的不良反应
B. 协同降低心肌耗氧
C. 抵消普萘洛尔降低心肌血液供应的不良反应
D. 抵消硝酸甘油增加心率的不良反应
E. 抵消普萘洛尔射血时间延长

16. 下列情况**不宜**用普萘洛尔的是
A. 室上性心动过速
B. 充血性心力衰竭
C. 稳定型心绞痛
D. 高血压
E. 变异型心绞痛

17. 有关硝酸甘油的叙述正确的是
A. 不能降低心室壁张力
B. 低浓度时有正性肌力作用
C. 能明显舒张大的心外膜血管及侧支血管
D. 不能被皮肤吸收，仅能舌下含服
E. 可明显减慢心率

18. 硝酸酯类舒张血管的作用机制是
A. 直接作用于血管平滑肌
B. 阻断 α 受体
C. 促进前列腺环素形成
D. 生成一氧化氮
E. 阻断 β 受体

19. 硝酸甘油常用的给药方法是
A. 吸入给药
B. 口服给药
C. 舌下给药
D. 肌内注射
E. 雾化给药

20. 硝苯地平抗心绞痛主要是选择性阻断心肌细胞和血管平滑肌细胞的
A. Na^{+} 内流
B. Ca^{2+} 内流
C. K^{+} 外流
D. Ca^{2+} 外流
E. Mg^{2+} 外流

21. 患者，男性，70岁，近期明确诊断为稳定型心绞痛。为迅速缓解心绞痛，患者应随身携带的药物是
A. 普萘洛尔
B. 硝苯地平
C. 硝酸甘油
D. 硝酸异山梨酯
E. 美托洛尔

22. 同时具有抗心绞痛、抗高血压和抗心律失常的药物是
A. 硝酸甘油
B. 普萘洛尔
C. 硝酸异山梨酯
D. 单硝酸异山梨酯
E. 戊四硝酯

23. 普萘洛尔不具有的作用是
A. 减弱心肌收缩性
B. 减慢心率
C. 降低室壁张力
D. 降低心肌耗氧
E. 改善心肌代谢

24. 下列属于β受体阻断药的抗心绞痛药物是
A. 硝酸甘油
B. 硝酸异山梨酯
C. 普萘洛尔
D. 硝苯地平
E. 地尔硫䓬

二、填空题

1. 抗心绞痛药主要包括________、________、________三大类。

2. 抗心绞痛药的基本作用是________、________。

3. 普萘洛尔不能用于________心绞痛，与普萘洛尔联合应用的抗心绞痛药有________、________。伴有高血压的心绞痛患者可选用________。

4. 硝酸甘油的给药途径有________、________、________和________。

5. 可防止硝酸甘油产生耐受性的药物有________、________和________。

6. 常用的抗心绞痛药物有________、________、________。

7. 主要影响心肌耗氧量的因素有________、________、________。

8. 硝酸甘油的基本作用是________，其可扩张外周________和________，使心脏前后负荷降低，从而使心肌耗氧量________；还可扩张冠状动脉中较大的________和________血管，增加心肌缺血区的供血与供氧。

9. 普萘洛尔主要通过阻断________受体，使心肌收缩力________、心率________、心肌耗氧量________而治疗心绞痛。

10. 普萘洛尔主要用于________型心绞痛，硝苯地平主要用于________型心绞痛，硝酸甘油可用于________心绞痛的治疗。

三、名词解释

变异型心绞痛

四、问答题

1. 简述硝酸酯类抗心绞痛的机制。
2. 简述β受体阻断药抗心绞痛的作用机制。
3. 简述硝酸甘油的主要不良反应及应用注意事项。
4. 简述硝酸酯类与β受体阻断药合用治疗心绞痛的药理学基础及注意事项。

5. 简述硝苯地平治疗变异型心绞痛的药理基础。

参考答案

一、单选题

1. B	2. C	3. C	4. D	5. C	6. D	7. C	8. D
9. C	10. A	11. B	12. B	13. A	14. D	15. C	16. E
17. C	18. D	19. C	20. B	21. C	22. B	23. C	24. C

【解析】

1. 硝酸甘油对小静脉舒张强，减少回心血量，减轻前负荷，心室容积缩小，降低心室壁肌张力，可以降低心肌耗氧量。由于扩血管效应可导致反射性心率加快。

2. 普萘洛尔可阻断心脏冠状动脉血管 β_2 受体，引起血管收缩，加重冠状动脉血管痉挛。

3. 常见不良反应是血管扩张引起的搏动性头痛、头面部皮肤潮红、眼内血管扩张引起眼压升高及因血压下降引起的心率加快。

4. 抗心绞痛药物硝酸甘油连续用药产生的耐受性可能与细胞内巯基耗竭有关。

5. 普萘洛尔通过阻断心脏 β_1 受体，使心率减慢，心肌收缩力减弱，血压降低等，减少心脏做功，降低心肌耗氧量。但不具有扩张冠状动脉作用。

6. 抗心绞痛药物主要舒张小血管，减轻心脏前、后负荷或减少心脏做功，其中最主要的是降低心肌耗氧量。

7. 硝酸甘油因作用快、强、可靠及应用方便等优点而最为常用。

8. 硝苯地平对外周阻力血管和冠状动脉舒张作用强，用于高血压及变异型心绞痛治疗。

9. 硝酸甘油除可以扩张小静脉和小动脉，还选择性扩张较大的心外膜血管、输送血管和侧支血管，尤其在冠状动脉痉挛时更为明显，而对阻力血管作用弱。

10. 硝酸异山梨酯作用与硝酸甘油相似而较弱，但持续时间长，不良反应轻，用于缓解或预防发作。

11. 硝酸甘油扩张眼内血管，使眼压上升，青光眼患者禁用。

12. β受体阻断药阻断支气管平滑肌 β_2 受体，易诱发和加重哮喘。

13. 硝酸甘油因首关效应大，常舌下给药。

15. 请参考问答题 4。

16. 普萘洛尔对变异型心绞痛无效或甚至使心绞痛症状加重，病情恶化，可能是β受体被阻断，α受体活性相对增高，致外周血管和冠状动脉收缩；以及阻断心脏冠脉血管 β_2 受体，引起血管收缩，加重冠状动脉痉挛有关。

18. 硝酸甘油主要药理作用是松弛血管平滑肌。硝酸甘油释放一氧化氮（NO），激活鸟苷酸环化酶，使平滑肌和其他组织内的环鸟苷酸（cGMP）增多，导致肌球蛋白轻链去磷酸化，调节平滑肌收缩状态，引起血管扩张。

二、填空题

1. 硝酸酯类　β受体阻断药　钙通道阻滞药

2. 降低心肌耗氧　增加心肌供氧

3. 变异型　硝酸甘油　硝苯地平　硝苯地平
4. 舌下　喷雾　皮肤黏膜　静脉滴注
5. 乙酰半胱氨酸　普萘洛尔　卡托普利
6. 硝酸酯类　钙拮抗药　β受体阻断药
7. 心率　心肌收缩力　心室壁张力
8. 松弛血管平滑肌　小静脉　小动脉　减少　输送血管　侧支
9. β_1　减弱　减慢　减少
10. 稳定　变异　各种类型

三、名词解释

变异型心绞痛：由冠状动脉痉挛所引起，常在夜间或休息时发作。其特点是疼痛与心肌需氧增加无明显关系，与冠状动脉血流储备量的减少有关，疼痛时间长且重，不易为硝酸甘油所缓解。

四、问答题

1. ①舒张小静脉和小动脉，回心血量减少及外周阻力降低。心脏前后负荷降低，减少心肌耗氧量。②扩张较大的冠状动脉、侧支血管，增加缺血区血流量。③促进心肌血流重新分配，改善心内膜缺血区供血。

2. ①通过阻滞α受体，抑制心脏活动，降低心肌耗氧量，而缓解心绞痛。②改善缺血区心肌的供血。③促进氧和血红蛋白的解离而增加全身组织包括心肌的供氧。

3. 不良反应主要由血管扩张引起，皮肤潮红，搏动性头痛，心率加快，体位性低血压，眼内压和颅内压增高，连续应用易出现耐受性。易从最小量开始。坐位或半卧位舌下含服应采用间隙给药。该药不可吞服，只能含化。青光眼、急性心肌梗死伴低血压、颅内压增高者禁用。

4. 硝酸酯类扩张容量血管，回心血量减少，心室容积变小，室壁张力下降；扩张阻力血管，外周阻力下降，可使心前后负荷降低，心肌耗氧量下降；还可扩张冠状动脉，改善侧支循环增加心内膜供血。但可反射性引起心率增加。

β受体阻断药降低心肌收缩力，减慢心率，降低心肌耗氧量，但使心室容积增大，射血时间延长，导致心耗氧量增加。

合用优点：①可协同减低心耗氧量。②硝酸酯类扩张外周血管，反射性引起心率加快，心收缩力加强可被β受体阻断药拮抗。③β受体阻断药使心室容积增大，射血时间延长的不利因素可被硝酸酯类抵消。合用剂量各自减少，不良反应降低，提高疗效。注意两药均使血压下降，应减少用量及注意血压变化。

5. 硝苯地平通过抑制钙离子内流，使心收缩力减弱，心率减慢，血管平滑肌松弛，使心耗氧量减少，尚可舒张冠状动脉，解除痉挛，且可改善缺血区供血。此外，对缺血心肌细胞具有保护作用等。对冠状动脉痉挛诱发引起的变异型心绞痛尤为适用。

（李湘萍）

第二十一章　抗高血压药

测试题

一、单选题

1. 患者，男性，71 岁，患支气管哮喘近20年，近期发现血压增高，其降压治疗的药物应禁用
   A. 可乐定
   B. 美托洛尔
   C. 卡托普利
   D. 硝苯地平
   E. 氢氯噻嗪
2. 服用后 3～6 周才能达到最大降压效应的降压药物是
   A. 卡托普利
   B. 硝苯地平
   C. 尼群地平
   D. 美托洛尔
   E. 氯沙坦
3. 患者，女性，65 岁，患糖尿病 5 年，高血压 3 年。该患者不宜选用的降压药物是
   A. 硝苯地平
   B. 卡托普利
   C. 氢氯噻嗪
   D. 多沙唑嗪
   E. 可乐定
4. 易引起直立位性低血压的降压药物是
   A. 氢氯噻嗪
   B. 卡托普利
   C. 美托洛尔
   D. 硝苯地平
   E. 多沙唑嗪
5. 患者，女性，45 岁，因嗜铬细胞瘤导致高血压，降压治疗宜选用
   A. 哌唑嗪
   B. 硝苯地平
   C. 氢氯噻嗪
   D. 甲基多巴
   E. 氯沙坦
6. 伴肾衰竭的高血压患者宜选用
   A. 硝苯地平
   B. 氢氯噻嗪
   C. 胍乙啶
   D. 卡托普利
   E. 美托洛尔
7. 女性，78 岁，伴心绞痛、心动过速的高血压患者，宜选用的降压药物是
   A. 美托洛尔
   B. 肼屈嗪
   C. 硝苯地平
   D. 可乐定
   E. 硝普钠
8. 男性，75 岁，伴心力衰竭的高血压危象患者，可选用的治疗药物为
   A. 肼屈嗪
   B. 普萘洛尔
   C. 氢氯噻嗪
   D. 硝普钠
   E. 氨氯地平
9. 能引起“首剂现象”的抗高血压药是
   A. 哌唑嗪
   B. 硝苯地平
   C. 卡托普利

D. 可乐定
E. 依那普利

10. 下列具有中枢抑制作用的降压药是
A. 硝苯地平
B. 可乐定
C. 卡托普利
D. 肼屈嗪
E. 硝普钠

11. 属于复方制剂的抗高血压药是
A. 倍他乐克
B. 开搏通
C. 代文
D. 科素亚
E. 海捷亚

12. 具有 α 和 β 受体阻断作用的抗高血压药是
A. 卡维地洛
B. 哌唑嗪
C. 美托洛尔
D. 比索洛尔
E. 卡托普利

13. 伴有外周血管痉挛性疾病的高血压患者宜选用
A. 可乐定
B. 氢氯噻嗪
C. 硝苯地平
D. 美托洛尔
E. 依那普利

14. 患者，男性，45 岁，消化性溃疡十余年，常反复发作。下列降压药物宜选用
A. 利血平
B. 可乐定
C. 胍乙啶
D. 甲基多巴
E. 肼屈嗪

15. 适用于伴肾衰竭和心绞痛患者的降压药是
A. 血管扩张药
B. 噻嗪类利尿药
C. 钙通道阻滞药
D. α 受体阻断药
E. 袢利尿剂

16. 下列有关卡托普利叙述**错误**的一项是
A. 使缓激肽降解减少
B. 使醛固酮分泌减少
C. 对高肾素型高血压有效
D. 降压时伴有心率加快
E. 降压时肾血流量不减少

17. 下列有关吲达帕胺叙述**错误**的一项是
A. 小剂量降压
B. 有利尿作用
C. 有钙通道阻滞作用
D. 有 β 受体阻断作用
E. 不良反应呈剂量依赖性

18. 能激动中枢 α_2 受体而降低血压的药物是
A. 利血平
B. 可乐定
C. 普萘洛尔
D. 哌唑嗪
E. 硝普钠

19. 卡托普利的降压机制是
A. 直接扩血管
B. 阻断 β 受体
C. 抑制血管紧张素转化酶
D. 耗竭中枢多巴胺
E. 阻断血管紧张素Ⅱ受体

20. 阻断 α_1 受体，产生降压作用的药物是
A. 哌唑嗪
B. 异丙嗪
C. 肼苯达嗪
D. 氢氯噻嗪
E. 可乐定

21. 氯沙坦的降压机制是
A. 阻断 α_1 受体
B. 阻断 β 受体

C. 抑制去甲肾上腺素释放
D. 阻断血管紧张素Ⅱ受体
E. 抑制血管紧张素转换酶（ACE）

22. 主要用于治疗高血压危象、高血压脑病的降压药是
A. 氢氯噻嗪
B. 可乐定
C. 硝普钠
D. 普萘洛尔
E. 依那普利

23. 遇光容易分解，配置和应用时必须避光的药物是
A. 可乐定
B. 硝普钠
C. 哌唑嗪
D. 利血平
E. 呋塞米

24. 长期使用利尿药的降压机制主要是
A. 排钠利尿，降低血容量
B. 降低血浆肾素活性
C. 增加血浆肾素活性
D. 减少血管平滑肌内钠离子
E. 减少醛固酮分泌

25. 卡托普利不会产生的不良反应是
A. 干咳
B. 低钾血症
C. 低血压
D. 皮疹
E. 血管性水肿

26. 哌唑嗪的作用机制是
A. 兴奋中枢β受体
B. 兴奋中枢α受体
C. 阻断外周α_2受体
D. 阻断外周α_1受体

27. 氢氯噻嗪应慎用或禁用于
A. 消化性溃疡
B. 高血压危象
C. 糖尿病
D. 心动过速
E. 心动过缓

二、填空题

1. 下列抗高血压药的降压机制分别是：卡托普利________；硝苯地平________；哌唑嗪________；硝普钠________。

2. 长期服用氢氯噻嗪可致低________血症、低________血症和低________血症；并引起血________、血________及________升高。

3. 高血压合并消化性溃疡的患者，宜选用________降压。

4. 高血压合并支气管哮喘的患者不宜选用________降压；合并糖尿病的患者不宜选用________、________降压。

5. 伴有血管痉挛的高血压患者可选用________；伴有心动过速的高血压患者宜选用________或________；伴有心绞痛高血压患者宜选用________、________。

6. 可增加肾素水平的降压药有________、________。

7. 卡维地洛既能阻断________，又能阻断________。

8. 哌唑嗪如初次用量过大，可出现________。

9. ACEI降低血压的机制是抑制血液循环和组织中的________。

三、名词解释

1. 高血压脑病　2. 高血压危象　3. 首剂现象

四、问答题

1. 临床常用的抗高血压药有哪几类？例举出每类代表药。
2. 简述卡托普利的降压机制、应用及其优点。
3. 简述硝苯地平的降压作用特点和常见不良反应。
4. 简述美托洛尔的降压机制、主要适应证及注意事项。
5. 简述利尿药的降压机制及其应用。
6. 抗高血压药的应用原则是什么？

参考答案

一、单选题

1. B	2. E	3. C	4. E	5. A	6. D	7. A	8. D
9. A	10. B	11. E	12. A	13. C	14. B	15. C	16. D
17. D	18. B	19. C	20. A	21. D	22. C	23. B	24. D
25. B	26. D	27. C					

【解析】

1. 美托洛尔虽然本药是选择性β受体阻断药，但是哮喘仍属禁忌证。因此在使用本药前应详细询问病史，尤其是在早年患有哮喘但此后多年没有发作的病人，服用本药仍有可能使哮喘复发的机会增加。

2. 氯沙坦要服用3～6周才能达到最大降压效应，在应用初期难以显著而迅速地降低血压。

3. 氢氯噻嗪可抑制胰岛素分泌和葡萄糖利用，不用于糖尿病患者。

5. 嗜铬细胞瘤的瘤细胞可大量分泌肾上腺素和去甲肾上腺素而引起血压增高，用α受体阻断药可对抗。

6. 卡托普利可以降低肾血管阻力，增加肾血流量。

7. 美托洛尔可阻断心脏β_1受体，使心肌收缩力减弱，心率减慢，心肌耗氧量减少。

8. 硝普钠是强有力的速效血管扩张药，对动、静脉平滑肌均有直接扩张作用，使周围血管阻力降低，产生降压作用。扩张血管作用还能减低心脏前后负荷，改善心排血量，缓解心力衰竭症状。

13. 钙通道阻滞药对心脏有负性肌力、传导和频率作用。对小动脉的舒张作用强于小静脉，使血压下降，对外周血管痉挛性疾病也有效。

14. 可乐定具有中度偏强的降压作用，并可抑制胃肠的分泌和运动。可能与激动胆碱能神经突触前膜α_2受体，使乙酰胆碱释放减少有关。

15. 钙通道阻滞药对肾血管有舒张作用，是肾血流量增加。此外尚有抗心绞痛作用。

24. 长期排钠利尿可减少动脉壁细胞内钠离子，导致血管平滑肌细胞对缩血管物质如去甲肾上腺素的反应性降低，血管扩张，血压下降。

二、填空题

1. 抑制血管紧张素转化酶　阻断细胞膜Ca^{2+}通道　选择性阻断突触后膜α_1受体　扩张

小动脉和小静脉

2. 钠　氯　钾　脂　糖　尿酸

3. 可乐定

4. 普萘洛尔　氢氯噻嗪　β受体阻断药

5. 钙通道阻滞药　美托洛尔　维拉帕米　美托洛尔　维拉帕米

6. 利尿药　血管扩张药

7. α受体　β受体

8. 首剂现象

9. 血管紧张素Ⅰ转化酶（ACE）

三、名词解释

1. 高血压脑病：脑内细、小动脉广泛而剧烈的痉挛，使毛细血管壁通透性升高，引起急性脑水肿和颅内高压，患者表现血压明显升高、剧烈头痛、呕吐、抽搐，甚至昏迷，称高血压脑病。

2. 高血压危象：有高血压脑病表现甚至呼吸困难，尿中出现蛋白、管型、红细胞，称为高血压危象。

3. 首剂现象：首次给哌唑嗪后可致严重的直立性低血压、晕厥、心悸等，此称“首剂现象”。

四、问答题

1. 临床常用抗高血压药物：①利尿降压药，如氢氯噻嗪等；②钙通道阻滞药，如硝苯地平、氨氯地平等；③血管紧张素转化酶抑制剂，如卡托普利等；④血管紧张素受体阻断药，如氯沙坦；⑤肾上腺素受体阻断药，如普萘洛尔（β受体阻断药）、哌唑嗪（α受体阻断药）拉贝洛尔（α和β受体阻断药）等。

2. 卡托普利的降压机制：①抑制血管紧张素转化酶使血管紧张素Ⅱ及醛固酮生成和分泌减少；②减少激肽降解。

与其他降压药相比优点是：①适用于各型高血压，降压时不伴有心率加快；②长期应用不易引起电解质紊乱和脂质代谢障碍；③可防止或逆转高血压患者管壁增厚及左心室肥厚等。

3. 硝苯地平的降压特点：①降压作用快、较强，对正常者无降压作用。②对小动脉扩张远强于小静脉。③降压时伴有反射性心率加快、心输出量及血浆肾素活性增加。不良反应有眩晕、头痛、心悸、低血压、皮疹、踝部水肿等。

4. 美托洛尔的降压机制：①阻断心脏β_1受体，降低心肌收缩力、心率及输出量；②阻断肾脏β受体使肾素分泌减少；③阻断突触前膜β受体，减少去甲肾上腺素释放；④阻断中枢β受体。对伴心输出量和肾素活性偏高，心绞痛及脑血管疾病的疗效好。用药剂量个体差异大，停药时应逐渐减量。

5. 利尿药的降压机制：早期降压机制是通过排钠利尿造成体内钠水负平衡，使细胞外液和血容量减少。长期应用血压仍可持续降低，其可能机制是：①因排钠使动脉壁内Na^+浓度下降，Na^+-Ca^{2+}交换减少，导致血管平滑肌细胞内Ca^{2+}减少，使血管扩张；②降低血管平滑肌对缩血管物质如去甲肾上腺素的反应性；③诱导动脉壁产生扩血管物质如激肽、前列腺素等。

6. 抗高血压药的应用原则：①小剂量：初始治疗时通常应采用较小的有效治疗剂量，并根据需要，逐步增加剂量。②尽量应用长效制剂：尽可能使用一天一次给药而有持续24小时降压作用的长效药物，以有效控制夜间血压与晨峰血压，更有效预防心脑血管并发症发生。③联合用药：增加降压效果不增加不良反应，血压≥160/100mmHg或中危及以上患者，起始即可采用小剂量两种药联合治疗，或用小剂量固定复方制剂。④个体化：根据患者具有情况和耐受性及个人意愿或长期承受能力，选择适合患者的降压药物。

（李湘萍）

第二十二章 血脂调节药

测试题

一、单选题

1. 下列影响胆固醇吸收的药物是
   A. 洛伐他汀
   B. 烟酸
   C. 考来烯胺
   D. 普罗布考
   E. 利贝特
2. 考来烯胺临床主要用于下列高脂血症类型是
   A. Ⅰ型
   B. Ⅱa型
   C. Ⅱb型
   D. Ⅳ型
   E. Ⅲ型
3. 下列能减少肝内胆固醇合成的药物是
   A. 洛伐他汀
   B. 普罗布考
   C. 烟酸
   D. 多烯康胶囊
   E. 吉非贝齐
4. 下列可阻断胆汁酸肝肠循环的药物是
   A. 洛伐他汀
   B. 普罗布考
   C. 烟酸
   D. 考来烯胺
   E. 氯贝丁酯
5. 下列能明显降低血浆胆固醇的药物是
   A. 烟酸
   B. 考来烯胺
   C. 多烯康胶囊
   D. 洛伐他汀
   E. 阿昔莫司

二、填空题

1. 烟酸的不良反应有________、________和________。
2. 能降低血浆三酰甘油（甘油三酯，TG）的药物是________、________和________。
3. 吉非贝齐临床主要用于治疗的高脂血症类型是________型、________型和________型。
4. 引起高密度脂蛋白（HDL）升高的药物是________、________和________。
5. 洛伐他汀的不良反应有________、________、________、________和________。

三、问答题

抗高脂血症药物有哪几类？各举出一种代表药。

参考答案

一、单选题

1. C　2. B　3. A　4. D　5. B

二、填空题

1. 皮肤潮红　全身瘙痒　刺激胃肠道并加重溃疡
2. 烟酸　吉非贝齐　洛伐他汀
3. Ⅱb　Ⅲ　Ⅳ
4. 烟酸　吉非贝齐　洛伐他汀
5. 消化道反应　头痛　皮疹　肌肉触痛　血清氨基转移酶升高

三、问答题

抗高脂血症药物有下述几类：①离子交换树脂类，如考来烯胺；②烟酸类，如烟酸；③苯氧酸类，如吉非贝齐；④HMG-CoA还原酶抑制剂，如洛伐他汀；⑤其他类，如抗氧化剂普罗布考、多烯脂肪酸多烯康胶囊等。

（沈云帼　肖顺贞）

第二十三章　利尿药和脱水药

测试题

一、单选题

1. 下列利尿作用最强的药物是
   A. 呋塞米
   B. 氨苯蝶啶
   C. 布美他尼
   D. 依他尼酸
   E. 乙酰唑胺
2. 下列作用于远曲小管近端，抑制 Na^+ 和 Cl^- 重吸收的药物是
   A. 呋塞米
   B. 螺内酯
   C. 氢氯噻嗪
   D. 乙酰唑胺
   E. 布美他尼
3. 常用于抗高血压治疗的利尿药是
   A. 氨苯蝶啶
   B. 乙酰唑胺
   C. 呋塞米
   D. 氢氯噻嗪
   E. 螺内酯
4. 患者，男性，60 岁，因慢性心力衰竭服用呋塞米治疗，近期因感染需应用抗生素治疗，由于合用易增强耳毒性，需要避免应用的一类抗生素是
   A. 林可霉素类
   B. β-内酰胺类
   C. 四环素类
   D. 氨基苷类
   E. 氯霉素类
5. 用于治疗尿崩症的利尿药是
   A. 氨苯蝶啶
   B. 螺内酯
   C. 呋塞米
   D. 氢氯噻嗪
   E. 布美他尼
6. 能使房水生成减少，治疗青光眼的利尿药是
   A. 依他尼酸
   B. 呋塞米
   C. 乙酰唑胺
   D. 螺内酯
   E. 氨苯蝶啶
7. 能与醛固酮竞争拮抗的利尿药是
   A. 乙酰唑胺
   B. 螺内酯
   C. 氢氯噻嗪
   D. 氨苯蝶啶
   E. 呋塞米
8. 下列关于呋塞米的叙述**错误**的一项是
   A. 排出大量渗透压低的尿液
   B. 尿液大量 Cl^-、Na^+、K^+ 排出
   C. 可提高肾的稀释与浓缩功能
   D. 抑制髓袢升支粗段髓质和皮质部 Na^+-K^+-$2Cl^-$ 转运系统
   E. 与尿酸竞争有机酸分泌，使肾排泄尿酸减少
9. 患者，女性，70 岁，因慢性心力衰竭入院治疗。入院后查电解质发现血钾明显升高，为避免进一步引起血钾升高，应避免应用的利尿药是

A. 氢氯噻嗪
B. 氨苯蝶啶
C. 乙酰唑胺
D. 呋塞米
E. 布美他尼

10. 某水肿患者伴有血糖升高，该患者**不宜**应用的利尿药物是
A. 乙酰唑胺
B. 氢氯噻嗪
C. 螺内酯
D. 氨苯蝶啶
E. 呋塞米

11. 下列最易引起水电解质紊乱的药物是
A. 氢氯噻嗪
B. 呋塞米
C. 螺内酯
D. 氨苯蝶啶
E. 乙酰唑胺

12. 下列氢氯噻嗪**不具有**的作用是
A. 利尿作用
B. 抗利尿作用
C. 降压作用
D. 轻度抑制碳酸酐酶
E. 拮抗醛固酮

13. **不具有**抗醛固酮作用的留钾利尿药是
A. 依他尼酸
B. 乙酰唑胺
C. 螺内酯
D. 氨苯蝶啶
E. 氢氯噻嗪

14. 患者，男性，56岁，因高血压脑病急诊入院治疗，为治疗脑水肿**不宜**应用的利尿/脱水药物是
A. 呋塞米
B. 甘露醇
C. 依他尼酸
D. 螺内酯
E. 山梨醇

15. 下列哪项**不是**高效利尿药的不良反应
A. 低钾血症
B. 高尿酸血症
C. 耳毒性
D. 降低肾血流量
E. 胃肠道反应

二、填空题

1. 血液流经肾小球，经肾小球滤过而形成________，但绝大部分被________。
2. 正常人每日可生成原尿________升，而终尿仅约为________升。
3. 呋塞米主要作用于________，抑制________共同转运载体，使 Na^+、Cl^- 重吸收减少，肾脏________功能降低，NaCl 排出量增多。同时使肾髓质间液渗透压降低，影响肾脏________功能，集合管对水的重吸收减少，从而产生强大的利尿作用。
4. 呋塞米的利尿特点为作用________、________而________。
5. 既有利尿作用，又有抗利尿作用的药物是________，该药还有________作用。
6. 呋塞米应避免和________类抗生素合用，因为合用后可加重________性。
7. 治疗脑水肿的首选药是________，它和________是同分异构体，其禁忌证是________和急性肺水肿。

三、问答题

1. 简述常用利尿药的分类，各类利尿药的主要作用部位。
2. 简述呋塞米的利尿作用特点及其临床应用。

3. 简述氢氯噻嗪的利尿作用特点及其临床应用。
4. 脱水药的共同特点是什么？常用的脱水药有哪些？

参考答案

一、单选题

1. C　2. C　3. D　4. D　5. D　6. C　7. B　8. C
9. B　10. B　11. B　12. E　13. D　14. D　15. D

【解析】

4. 呋塞米具有耳毒性，可引起耳鸣、耳聋、眩晕，大量快速静脉注射时更易发生。应避免和其他具有耳毒性的药物（如氨基苷类抗生素）配伍。

6. 乙酰唑胺除了可抑制肾小管上皮细胞的碳酸酐酶，发挥利尿作用外，还可通过抑制睫状体细胞的碳酸酐酶，使房水的生成减少，而降低眼内压，可用于治疗青光眼。

9. 本题考查了保钾利尿剂，选项中只有氨苯蝶啶是留钾利尿剂。其留钾排钠作用与螺内酯相似，但不是醛固酮的拮抗剂，用药后一般不必补充钾盐。

10. 本题考查了氢氯噻嗪的不良反应，因其可抑制胰岛素分泌及葡萄糖的利用，导致血糖异常，故糖尿病患者慎用。

14. 该患者为高血压脑病患者，为迅速纠正脑水肿应使用强效利尿药物或脱水药物，而螺内酯是低效利尿剂，其利尿作用弱，起效慢。一般与其他利尿药合用，可加强利尿作用，或对抗其他利尿药的低血钾反应。故不宜用于脑水肿的治疗。

二、填空题

1. 原尿　重吸收
2. 180　1.5
3. 髓袢升支粗段　Na^+-K^+-$2Cl^-$　稀释　浓缩
4. 强大　迅速　短暂
5. 氢氯噻嗪　抗高血压
6. 氨基糖苷　耳毒性
7. 甘露醇　山梨醇　慢性心力衰竭

三、问答题

1. 高效利尿药有呋塞米（速尿）、依他尼酸及布美他尼（最强），作用于髓袢升支粗段髓质和皮质部；②中效利尿药有氢氯噻嗪，作用于髓袢升支粗段皮质部，③低效利尿药留钾利尿药包括螺内酯（竞争拮抗醛固酮）和氨苯蝶啶（抑制远曲小管及集合管的 K^+-Na^+ 交换）及碳酸酐酶抑制剂乙酰唑胺，后者主要作用于近曲小管，对碳酸酐酶抑制。

2. 呋塞米　利尿作用特点是：抑制髓袢升支粗段髓质和皮质部的 Na^+-K^+-$2Cl^-$ 共用转运系统，抑制 Na^+、Cl^- 再吸收。降低肾的浓缩和稀释功能。尿中排出大量 Na^+、K^+、Cl^-。利尿作用强、快、短。用于各种严重水肿、急性肺水肿、脑水肿、急慢性肾衰竭及加速毒物排泄。不良反应大。

3. 氢氯噻嗪利尿特点主要是抑制髓袢升支粗段皮质部 Na^{+}-Cl^{-} 共用转运系统，降低肾的尿稀释功能，中等强度利尿，尿中排出 Na^{+}、K^{+}、Cl^{-} 等离子。常用于各种水肿、高血压及尿崩症。

4. 脱水药的共同特点是：①静脉注射后不易透过毛细血管，迅速提高血浆渗透压，对机体无毒性作用和过敏反应；②易经肾小球滤过，但不易被肾小管重吸收；③在体内不易代谢或少被代谢；④不易从血管透入组织液中。常用的脱水药包括甘露醇、山梨醇、高渗葡萄糖溶液（50%）等。

（李湘萍）

第二十四章　作用于血液和造血系统药物

测试题

一、单选题

1. 在体内外均有抗凝作用的抗凝血药物是
   A. 氨甲苯酸
   B. 尿激酶
   C. 双香豆素
   D. 肝素
   E. 阿司匹林
2. 肝素过量引起自发性出血可选用的解救药是
   A. 叶酸
   B. 维生素 K
   C. 鱼精蛋白
   D. 氨甲环酸
   E. 氨甲苯酸
3. 双香豆素过量引起出血可选用的解救药是
   A. 叶酸
   B. 维生素 K
   C. 鱼精蛋白
   D. 氨甲环酸
   E. 氨甲苯酸
4. 用链激酶过量所致出血宜选用的解救药是
   A. 叶酸
   B. 维生素 K
   C. 鱼精蛋白
   D. 氨甲环酸
   E. 铁剂
5. 影响维生素 B_{12} 吸收的因素是
   A. 多价金属离子
   B. 内因子缺乏
   C. 四环素
   D. 胃酸过多
   E. 叶酸
6. 下列哪项**不是**肝素的的不良反应
   A. 骨质疏松
   B. 出血
   C. 便秘
   D. 血小板减少
   E. 过敏反应

二、填空题

1. 肝素的抗凝作用主要是激活血浆中________，使多种凝血因子灭活用于防治________、________和________。

2. 巨幼细胞贫血用________治疗，与________合用，效果更好。

3. 天然存在的维生素 K 有________和________，人工合成的有________和________；前者是________性，需胆汁协助吸收；后者是________性，不需胆汁即可吸收。

三、问答题

简述香豆素类抗凝血作用起效慢及维持时间长的原因，并列举 3 个双香豆素类药物。

参考答案

一、单选题

1. D　2. C　3. B　4. D　5. B　6. A

二、填空题

1. 抗凝血酶Ⅲ　血栓形成　早期弥散性血管内凝血　体外抗凝
2. 叶酸　维生素 B_{12}
3. K_1　K_2　K_3　K_4　脂溶　水溶

三、问答题

因香豆素类是通过干扰维生素K转化影响凝血因子Ⅱ、Ⅶ、Ⅸ、Ⅹ的合成，产生抗凝作用。而对已合成的凝血因子无作用，需待其耗竭后才能发挥作用，所以香豆素类起效缓慢，即停药后，又需待新的凝血因子合成，药物作用才消失，故维持时间长。香豆素类药物有双香豆素、华法林、醋硝香豆素等。

（王瑞婷）

第二十五章　治疗消化性溃疡和胃炎药物

测试题

一、单选题

1. 奥美拉唑是属于下述哪类药物
   A. H_1受体阻断药
   B. M 受体阻断药
   C. 抗酸类药
   D. H^+，K^+-ATP 酶抑制药
   E. 胆碱能受体阻断药
2. 下列药物中抑制胃酸作用最强的是
   A. 兰索拉唑
   B. 法莫替丁
   C. 铝碳酸镁
   D. 硫糖铝
   E. 米索前列醇
3. 患者，男性，52 岁，因慢性胃炎急性发作入院。嘱咐反酸、烧心症状明显，医生给予氢氧化铝片治疗。护士在向患者嘱咐服药注意事项中**错误**的是
   A. 多运动以防便秘
   B. 不宜与四环素同时服用
   C. 宜在饭前或睡前服用
   D. 宜整片吞服
   E. 可能干扰地高辛、华法林等药物的疗效
4. 硫糖铝治疗消化性溃疡的机制是
   A. 中和胃酸
   B. 抑制胃酸分泌
   C. 保护胃肠黏膜
   D. 抗幽门螺杆菌
   E. 促进胃肠动力
5. 下列**不属于**抗酸药是
   A. 碳酸钙
   B. 硫酸镁
   C. 三硅酸镁
   D. 碳酸氢钠
   E. 铝碳酸镁
6. 下列**无**抗幽门螺杆菌的作用的药物是
   A. 氨苄西林
   B. 奥美拉唑
   C. 四环素
   D. 普鲁苯辛
   E. 枸橼酸铋钾

二、填空题

1. 治疗消化性溃疡可选用________、________、________和________。
2. 甲氧丙普胺的药理作用主要有________和________。
3. 枸橼酸铋钾除具有保护胃黏膜的作用外，还具有________作用。
4. 雷尼替丁可用于治疗________、________、________、________和________。
5. 米索前列醇既有________作用，又有________作用。

三、名词解释

抗酸药

四、问答题

1. 简述西咪替丁、雷尼替丁的药理作用、临床应用及主要不良反应。
2. 简述奥美拉唑的药理作用和临床应用。

参考答案

一、单选题

1. D　　2. A　　3. D　　4. C　　5. B　　6. D

【解析】

2. 质子泵抑制剂通过不可逆地抑制胃酸分泌的最后一个阶段，即不可逆的抑制 H^+，K^+-ATP 酶分子，抑制胃酸分泌的作用强烈而持久，是目前抑制的最强的抑制胃酸分泌的药物。选项中只有 A 属于此类药物。

3. 患者中老年男性，目前有明显反酸、胃灼热表现，给予氢氧化铝片口服，本药宜饭前或睡前嚼碎服用，以发挥其最佳中和胃酸的效果。

6. 具有抗幽门螺杆菌作用的药物有某些抗菌药物，如阿莫西林、四环素、甲硝唑、呋喃唑酮等；另外，质子泵抑制剂和铋剂也有一定的抗幽门螺杆菌的作用。

二、填空题

1. 甲硝唑　奥美拉唑　硫糖铝　法莫替丁
2. 止吐作用　胃肠道兴奋作用
3. 抑制幽门螺杆菌
4. 胃溃疡　十二指肠溃疡　手术后溃疡　Zollinger-Ellison 艾综合征　上消化道出血
5. 抑制胃酸分泌　保护胃黏膜

三、名词解释

抗酸药为弱碱性药，能中和胃酸、升高胃内 pH，减弱和解除胃酸-胃蛋白酶对溃疡面的腐蚀和和刺激作用，缓解疼痛，减轻幽门过度紧张和痉挛，有的覆盖在溃疡面上起收敛、止血和保护作用。

四、问答题

1. 西咪替丁、雷尼替丁可阻断 H_2受体，抑制胃酸分泌，也能抑制组胺、五肽胃泌素和食物等刺激引起胃酸分泌，并使酸度降低，不影响胃排空，可治疗消化性溃疡、反流性食管炎等。雷尼替丁还能治疗 Zollinger-Ellison 综合征、上消化道出血等不良反应，可有头痛、头晕、乏力、腹泻、皮疹，大剂量可有精神紊乱，静脉注射可有心律失常，有抗雄性激素样作用等。

2. 奥美拉唑是 H^+，K^+-ATP 酶抑制剂，特异性地作用于胃壁细胞，而降低 H^+，K^+—ATP 酶活性，从而抑制基础胃酸和刺激引起的胃酸分泌。对组胺、五肽胃泌素及刺激迷走神经引起胃酸分泌有明显抑制作用，对受体拮抗药不能抑制的胃酸分泌，也有强而持久抑制作用。用于消化性溃疡、反流性食管炎等。

（陆　悦）

第二十六章 镇咳、祛痰及平喘药

测试题

一、单选题

1. 下列用于哮喘持续状态及危重发作的重要抢救药物是
   A. 异丙肾上腺素
   B. 异丙托溴铵
   C. 地塞米松静脉给药
   D. 氨茶碱
   E. 沙丁胺醇
2. 在支气管镜检查前，为预防咳嗽增加患者检查的舒适性，应选用
   A. 可待因
   B. 喷托维林
   C. 苯佐那酯
   D. 乙酰半胱氨酸
   E. 氯化铵
3. 预防过敏性哮喘可选用
   A. 色甘酸钠
   B. 异丙托溴胺
   C. 地塞米松
   D. 氨茶碱
   E. 沙丁胺醇
4. 色甘酸钠平喘作用的机制是
   A. 阻断M受体
   B. 激动β受体
   C. 阻断腺苷受体
   D. 稳定肥大细胞膜
   E. 直接松弛支气管平滑肌
5. 反复应用可产生成瘾性的镇咳药是
   A. 溴己新
   B. 可待因
   C. 喷托维林
   D. 乙酰半胱氨酸
   E. 氯化铵
6. 对β_2受体有较强选择性的平喘药是
   A. 肾上腺素
   B. 沙美特罗
   C. 多巴酚丁胺
   D. 异丙肾上腺
   E. 色甘酸钠
7. 某患者既往曾诊断冠心病，该患者哮喘发作时适宜选用的平喘药物是
   A. 倍氯米松
   B. 氨茶碱
   C. 异丙肾上腺素
   D. 色甘酸钠
   E. 肾上腺素
8. 为减少不良反应，用糖皮质激素平喘时宜
   A. 口服
   B. 肌内注射
   C. 皮下注射
   D. 气雾吸入
   E. 静脉注射
9. 能裂解痰中黏多糖并抑制其合成的药物是
   A. 溴己新
   B. 乙酰半胱氨酸
   C. 喷托维林
   D. 氯化铵
   E. 异丙托溴铵
10. 刺激胃黏膜，反射性引起呼吸道腺体分泌的药物是
   A. 溴己新

B. 乙酰半胱氨酸
C. 氯化铵
D. 糜蛋白酶
E. 氨茶碱

11. 下列药属于外周性镇咳药的是
A. 苯佐那酯
B. 可待因
C. 氨茶碱
D. 喷托维林
E. 氯化铵

二、填空题

1. 喷托维林属于________性镇咳药，兼有________作用和________作用，常与________配用以减轻局部刺激，又可适当抑制过度兴奋引起的咳嗽反射，增强止咳效果。

2. 色甘酸钠抗喘机制主要是稳定________，可减少释放________，主要用于________。

3. 镇咳药根据其作用部位分为________和________两类，各类代表药分别为________和________。

三、问答题

1. 平喘药有哪几类？各举一种代表药物。
2. 简述色甘酸钠的平喘作用机制和临床应用。
3. 简述氨茶碱的药疗监护内容。

参考答案

一、单选题

1. C　2. C　3. A　4. D　5. B　6. B　7. B　8. D　9. A　10. C　11. A

【解析】

2. 苯佐那酯具有局麻作用，通过抑制肺的牵张感受器及感觉神经，阻断咳嗽反射的传入冲动，而产生镇咳作用。更适合预防喉镜、支气管镜检查引起的咳嗽。

3. 色甘酸钠是一种新型抗过敏药，无松弛支气管及其他平滑肌的作用，也没有对抗组胺、白三烯等过敏介质的作用。属于肥大细胞膜稳定药，在接触抗原前用药，可预防Ⅰ型变态反应所致的哮喘，也能预防运动或其他刺激所致的哮喘。

5. 可待因为阿片生物碱类，属成瘾性镇咳药。

7. 氨茶碱还具有扩张冠脉血管，增强心肌收缩力的作用，可用于伴冠心病的支气管哮喘及心源性哮喘治疗。

9. 溴己新是黏痰溶解药，可裂解分化痰中酸性黏多糖纤维，抑制黏多糖的合成，从而使痰黏度降低。

二、填空题

1. 中枢　阿托品样　局麻　氯化铵
2. 肥大细胞膜　过敏介质　预防过敏性哮喘
3. 中枢性　外周性　可待因或喷托维林　苯佐那酯

三、问答题

1. 按药理作用不同可分为：①拟肾上腺素药如麻黄碱；②茶碱类如氨茶碱；③M 胆碱受体阻断药如异丙托溴胺；④糖皮质激素如地塞米松；⑤肥大细胞膜稳定剂如色甘酸钠。

2. 色甘酸钠通过稳定肺组织肥大细胞膜，抑制过敏介质释放，但无对抗过敏介质作用。吸入给药，临床主要用于预防哮喘发作对过敏性哮喘疗效好，亦可用于过敏性鼻炎等。

3. 药疗监护如下：①饭后服用以减轻胃肠反应。服药期间可同时应用少量镇静催眠药，以免失眠。②静脉滴注时滴速不可过快。静脉注射要缓慢，且需稀释后缓慢注射，每次注射时间不得少于 5 分钟。③哮喘发作时，常与肾上腺皮质激素合同。与β受体激动药合用有协同作用，与β受体阻断药合用相互拮抗；不宜与哌替啶、洛贝林、维生素 C 等药配伍应用。④长期使用茶碱缓释剂者，尤其是儿童，老年人，慢性肝、肾功能障碍者，心力衰竭、慢性阻塞性肺疾病者，用药期间应监测血药浓度，以合理调整剂量，不得超过 20μg/ml 避免严重毒性反应。⑤用药后须密切观察反应，若出现烦躁不安等反应，可先给予吸氧或地西泮镇静，并尽快报告医生。

（李湘萍）

第二十七章　组胺与抗组胺药

测试题

一、单选题

1. 对中枢**无抑制**作用的 H_1 受体阻断药是
   A. 苯海拉明
   B. 异丙嗪
   C. 特非那定
   D. 氯苯那敏
   E. 曲吡那敏
2. 对中枢略有兴奋作用的 H_1 受体阻断药是
   A. 苯海拉明
   B. 异丙嗪
   C. 赛庚啶
   D. 苯茚胺
   E. 氯苯那敏
3. 驾驶员或高空作业者**不宜**使用的药物是
   A. 苯海拉明
   B. 阿司咪唑
   C. 特非那定
   D. 阿托品
   E. 溴丙胺太林
4. 下列药物对止吐疗效较好的是
   A. 色苷酸钠
   B. 西咪替丁
   C. 异丙嗪
   D. 倍他司汀
   E. 特非那定
5. 下列不属组胺受体阻断药的是
   A. 阿司咪唑
   B. 雷尼替丁
   C. 氯苯那敏
   D. 倍他司汀
   E. 异丙嗪
6. 对荨麻疹疗效较好的药物是
   A. 色苷酸钠
   B. 肾上腺素
   C. 阿司咪唑
   D. 倍他司汀
   E. 阿托品
7. 西咪替丁治疗十二指肠溃疡的机制是
   A. 中和胃酸
   B. 阻断胃壁细胞 H_2受体
   C. 阻断胃黏膜细胞 H_1受体
   D. 促进胃黏液分泌
   E. 激动胃黏膜细胞 H_1受体
8. 下列哪种药无口干、视物模糊不良反应
   A. 苯海拉明
   B. 后马托品
   C. 异丙嗪
   D. 阿司咪唑
   E. 茶苯海明
9. 某司机在长途驾车途中被蚊虫叮咬，叮咬处肿胀、瘙痒难忍，最好选用下列哪种药物
   A. 特非那定
   B. 苯海拉明
   C. 氯苯那敏
   D. 赛庚啶
   E. 异丙嗪
10. 某男 30 岁，上腹部疼痛 3 年，服

药后短时间缓解。近来因工作劳累疼痛又发作，进食后缓解。经X线钡餐检查：十二指肠溃疡。该患者首选何药治疗

A. 氢氧化铝

B. 复方氢氧化铝片（胃舒平）

C. 阿托品

D. 雷尼替丁

E. 米索前列醇

二、填空题

1. 皮下注入组胺可引起________。
2. H_1受体阻断药有________、________、________、________等药理作用。
3. H_2受体阻断药________可用于治疗________。
4. 止吐作用较强的H_1受体阻断药是________和________。
5. 无中枢抑制作用的H_1抗组胺药有________和________。

三、名词解释

1. 三重反应　　2. H_1受体拮抗药

四、问答题

简述H_1受体拮抗药的药理作用和临床应用。

参考答案

一、单选题

1. C　2. D　3. A　4. C　5. D　6. C　7. B　8. D　9. A　10. D

二、填空题

1. 三重反应
2. 抗组胺作用　中枢抑制作用　抗胆碱作用　止吐作用
3. 西咪替丁（或雷尼替丁等）　消化性溃疡
4. 苯海拉明　异丙嗪
5. 阿司咪唑　特非那定

三、名词解释

1. 三重反应：组胺注入皮下因皮肤毛细血管扩张出现红斑；后因毛细血管通透性增加，在红斑上出现丘疹；再通过轴突反射引起小动脉扩张，丘疹周围出现红晕。

2. H_1受体拮抗药：抗组胺药在人体与组胺受体结合起抗组胺作用，根据药物选择性不同，抗组胺药可分为H_1、H_2、H_3受体拮抗剂。H_1受体拮抗剂对H_1受体有较强的亲和力，但无内在活性，故能竞争阻断组胺H_1受体，产生抗过敏作用。

四、问答题

1. ①抗组胺 H_1型作用：选择性与 H_1受体结合，完全对抗组胺的平滑肌兴奋、血管扩张和通透性增加而防止过敏反应性水肿、瘙痒和支气管平滑肌收缩等，对降压和心脏作用仅起部分对抗。②中枢抑制作用：多数具有镇静、嗜睡等作用，以异丙嗪和苯海拉明较明显。③抗胆碱作用。④止吐作用：以苯海拉明和异丙嗪作用较强。

临床应用：①治疗皮肤、黏膜变态反应性疾病，如荨麻疹、枯草热、过敏性鼻炎、血管性水肿、药疹和接触性皮炎、昆虫咬伤引起的皮肤瘙痒等。②防晕止吐，如晕动病、妊娠、放射病引起的呕吐，苯海拉明和异丙嗪有效。

（李春莺）

第二十八章 肾上腺皮质激素类药

测试题

一、单选题

1. 长期应用糖皮质激素，突然停药产生反跳现象，其原因是
   A. 患者对激素产生依赖性或病情未充分控制
   B. 促肾上腺皮质激素（ACTH）突然分泌增高
   C. 肾上腺功能亢进症
   D. 甲状腺功能亢进症
   E. 甲状腺功能减退症
2. 糖皮质激素用于严重感染的目的是
   A. 加强抗生素的抗菌作用
   B. 提高机体抗病能力
   C. 缓解中毒症状，减轻炎症损害
   D. 加强心肌收缩力
   E. 提高机体免疫功能
3. 糖皮质激素诱发和加重感染的主要原因是
   A. 使用激素时未能应用有效抗菌药物
   B. 激素用量不足
   C. 激素能直接促进病原微生物繁殖
   D. 激素抑制免疫反应，降低抵抗力
   E. 激素用量过大
4. 经体内转化后才有效的糖皮质激素是
   A. 可的松和泼尼松
   B. 可的松和氢化可的松
   C. 泼尼松和泼尼松龙
   D. 倍他米松和地塞米松
   E. 可的松和泼尼松龙
5. 治疗剂量时几乎无留尿排钾作用的糖皮质激素是
   A. 氢化可的松
   B. 泼尼松
   C. 泼尼松龙
   D. 地塞米松
   E. 可的松
6. 长疗程应用糖皮质激素采用隔日清晨一次给药可避免
   A. 反跳现象
   B. 停药症状
   C. 反馈性抑制垂体-肾上腺皮质功能
   D. 诱发感染
   E. 肾上腺皮质功能亢进
7. 下列哪项患者禁用糖皮质激素
   A. 严重哮喘兼有轻度高血压
   B. 轻度糖尿病兼有眼部炎症
   C. 水痘发高热
   D. 结核性胸膜炎兼有慢性支气管炎
   E. 严重哮喘兼有轻度糖尿病
8. 糖皮质激素对血液成分的影响正确描述是
   A. 减少血中中性粒细胞数
   B. 减少血中红细胞数
   C. 减少血小板数
   D. 减少血中淋巴细胞数
   E. 减少血红蛋白含量
9. 糖皮质激素治疗过敏性支气管哮喘的主要作用机制是
   A. 直接扩张支气管平滑肌
   B. 稳定肥大细胞膜
   C. 兴奋 β_2 受体
   D. 抑制补体参与免疫反应

E. 阻断β_2受体

10. 糖皮质激素用于慢性炎症主要目的在于

A. 稳定溶酶体膜、减少蛋白水解酶的释放

B. 具有强大抗炎作用，促进炎症消散

C. 使炎症部位血管收缩，通透性下降

D. 抑制肉芽组织生长，防止粘连和瘢痕

E. 抑制补体参与免疫反应

11. 长期应用糖皮质激素可引起

A. 高钙血症

B. 低钾血症

C. 高钾血症

D. 低血糖

E. 低血压

12. 糖皮质激素诱发加重胃溃疡的**错误**论点是

A. 促进胃酸分泌

B. 促进蛋白酶分泌

C. 减少胃生成

D. 直接损伤胃黏膜

E. 降低胃黏膜的抵抗力

13. 糖皮质激素和抗生素合用治疗严重感染的目的是

A. 增加机体的对疾病的防御能力

B. 防止病灶扩散

C. 增强机体应激性

D. 增强抗生素的抗菌活性

E. 增强机体的免疫反应

14. 抗炎作用最强的糖皮质激素是

A. 氟轻松

B. 氢化可的松

C. 泼尼松龙

D. 地塞米松

E. 可的松

15. **不适于**用糖皮质激素治疗的疾病

A. 水痘

B. 重症高血压

C. 病毒性肝炎

D. 以上均是

E. 以上均不是

16. 应用糖皮质激素治疗某病的患者出现感染加重，其主要原因是

A. 激素用量不足，无法控制症状

B. 患者对激素不敏感

C. 病原微生物毒性强

D. 激素促进了病原微生物的繁殖

E. 降低了机体的防御能力

17. 肾病综合征患者采用隔日清晨一次使用糖皮质激素的主要目的是为了避免

A. 反跳现象

B. 类肾上腺皮质功能亢进

C. 诱发或加重感染

D. 反馈性抑制下丘脑-垂体-肾上腺系统

E. 胃酸分泌增加

18. 某女患者轻度甲状腺功能亢进症两年，近半年因支气管哮喘，应用下列药物治疗，出现皮肤变薄、多毛、尿糖阳性，该药物是

A. 卡比马唑

B. 泼尼松

C. 沙丁胺醇

D. 氨茶碱

E. 甲硫氧嘧啶

二、填空题

1. 糖皮质激素临床应用最多见的“四抗”作用，分别是________、________、________和________。

2. 糖皮质激素用于严重感染可利用其________、________、________作用来治疗，因

糖皮质激素无________作用，必须与足量有效的________药物合用。

3. 长期大量应用糖皮质激素的主要不良反应是：高________、高________、低________、低________。

4. 在长期大剂量应用糖皮质激素的过程中应给予低________、低________、高________饮食。

5. 长期大量使用糖皮质激素突然停药可出现________，这是由于久用药理剂量的糖皮质激素反馈性抑制垂体前叶对________的分泌，从而使________所致。

三、名词解释

1. 医源性肾上腺皮质功能不全　2. 反跳现象　3. 停药症状
4. 医源性肾上腺皮质功能亢进症　5. 替代疗法　6. 隔日疗法

四、问答题

1. 糖皮质激素通过哪些环节产生免疫抑制作用？
2. 糖皮质激素的主要药理作用有哪些？
3. 简述糖皮质激素抗休克作用机制。
4. 长期应用糖皮质激素主要引起哪些代谢紊乱？临床主要表现有哪些？
5. 糖皮质激素抗炎作用有何特点？治疗重症感染为什么与足量有效的抗生素合用？
6. 为了避免产生医源性肾上腺皮质功能不全，临床多采用何种给药方法？此种给药方法的药理依据是什么？
7. 糖皮质激素有哪些主要不良反应？

参考答案

一、单选题

1. A　2. C　3. D　4. A　5. D　6. C　7. C　8. D
9. B　10. D　11. B　12. D　13. B　14. A　15. D　16. E
17. D　18. B

二、填空题

1. 抗炎　抗免疫　抗毒素　抗休克
2. 抗炎　抗免疫　抗毒素　抗菌　抗菌
3. 血糖　血压　血钾　血钙
4. 钠　糖　蛋白
5. 医源性肾上腺皮质功能不全　促肾上腺皮质激素（ACTH）　肾上腺皮质萎缩和分泌功能减退

三、名词解释

1. 医源性肾上腺皮质功能不全：长期应用药理剂量的糖皮质激素，通过负反馈调节可使垂体前叶分泌 ACTH 减少，从而引起肾上腺皮质萎缩和分泌功能减退，甚至萎缩。若骤然停药或减药过快，外源性皮质激素减少，萎缩的肾上腺皮质又不能立即分泌激素，故可出现乏力、低血压、低血糖、恶心、呕吐、发热等肾上腺皮质功能不全等症状。

2. 反跳现象：长期用药因减量太快或突然停药所致原发病复发或加重的现象，称为反跳现象。

3. 停药症状：长期用药因减量太快或突然停药时有些患者出现一些原来疾病没有的症状，如肌痛、肌强直、关节痛、疲乏无力、情绪消沉，称为停药症状。

4. 医源性肾上腺皮质功能亢进症：是由于长期应用超生理剂量的糖皮质激素所致的肌无力、肌萎缩、皮肤变薄、满月脸、向心性肥胖、痤疮、多毛、易感染、水肿、高血压、血糖升高等物质代谢紊乱（亢进）症状，称为医源性肾上腺皮质功能亢进症。

5. 替代疗法：外源性补给某种激素，以弥补机体原有内分泌腺由于病理改变或手术所致分泌功能减退，此疗法称为替代疗法。

6. 隔日疗法：即将二日的糖皮质激素药量在隔日 8：00 一次给予的用药方法。

四、问答题

1. 糖皮质激素产生免疫作用主要通过以下几方面：①抑制巨噬细胞对抗原的吞噬和处理；②干扰淋巴细胞识别及阻断淋巴母细胞增殖；③加速淋巴细胞的破坏和解体，使血中淋巴细胞迅速减少；④小剂量主要抑制细胞免疫；⑤大剂量则能抑制 B 细胞转化成浆细胞的过程，使抗体生成减少，干扰体液免疫。

2. 糖皮质激素的主要药理作用包括：①抗炎作用。②免疫抑制作用。③抗毒作用。④抗休克作用。⑤对血液成分的影响：使红细胞和血红蛋白含量增加，血小板增多，淋巴细胞数目减少。

3. 糖皮质激素抗休克机制：①通过抗炎作用抑制某些炎性介质的生成，减轻组织损伤，并缓解高热等全身毒血症状，阻断休克的恶性循环。②增强血管对儿茶酚胺的敏感性，从而提高血管张力，维持血压稳定。③稳定溶酶体膜，减少心肌抑制因子（MDF）的形成。④扩张痉挛的血管，改善休克状态。

4. 长期应用糖皮质激素引起的代谢紊乱及其临床表现如下：①糖代谢障碍：血糖浓度升高，诱发或加重糖尿病。②蛋白质代谢障碍：肌肉萎缩无力，皮肤变薄、骨质疏松、淋巴组织萎缩及伤口愈合不良及儿童生长减慢等。③脂肪代谢障碍：使血中甘油、游离脂肪酸和胆固醇含量增高。脂肪分布异常，形成向心性肥胖。④水盐代谢障碍：低钾血症、高血压、低钙血症和骨质脱钙。

5. 糖皮质激素抗炎作用特点：①抑制各种原因引起的炎症反应；②抑制炎症的全过程；③抗炎但不抗菌。

由于糖皮质激素没有抗菌的作用，同时抗免疫的结果，可以使机体的抵抗力降低，故治疗重症感染时应与足量有效的抗生素合用，避免感染病灶的扩散。

6. 为了避免产生医源性肾上腺皮质功能不全临床多采用隔日给药的用药方法，即将二日的糖皮质激素药量在隔日 8：00 一次给予。

此种给药方法的药理依据是：因为肾上腺皮质分泌糖皮质激素要受到 ACTH 的正反馈调控作用，在清晨一次给予大剂量糖皮质激素，正值脑垂体前叶分泌 ACTH 为高峰，药物对 ACTH 的负反馈作用较弱，对肾上腺皮质功能的抑制作用也就最小。

7. 糖皮质激素主要不良反应包括：①医源性肾上腺皮质功能亢进症；②诱发加重溃疡；③诱发加重感染；④骨质疏松、肌肉萎缩、伤口愈合迟缓；⑤医源性肾上腺皮质功能不全⑥反跳现象及停药症状；⑦诱发精神失常、白内障、青光眼及引起胎儿畸形等。

（李春莺）

第二十九章　甲状腺激素与抗甲状腺药

测试题

一、单选题

1. 用于甲状腺手术前准备，可使腺体缩小变硬、血管减少而有利于手术进行的药物是
   A. 甲巯咪唑
   B. 甲硫氧嘧啶
   C. 碘化物
   D. 卡比马唑
   E. 放射性碘
2. 甲状腺功能亢进症术前准备正确给药方案应是
   A. 先给碘化物，术前 2 周再给硫脲类
   B. 只给硫脲类
   C. 只给碘化物
   D. 先给硫脲类，术前 2 周再给碘化物
   E. 先给硫脲类，术前 2 天再给碘化物
3. 下列哪种情况慎用碘剂
   A. 妊娠
   B. 甲状腺功能亢进症术前准备
   C. 甲状腺功能亢进危象
   D. 单纯性甲状腺肿
   E. 呆小症
4. 丙硫氧嘧啶的作用机制是
   A. 抑制甲状腺激素的生物合成
   B. 抑制甲状腺摄取碘
   C. 抑制甲状腺素的释放
   D. 抑制 TSH 的分泌
   E. 促进甲状腺激素的释放
5. 宜选用大剂量碘剂治疗的疾病是
   A. 结节性甲状腺肿
   B. 黏液性水肿
   C. 甲状腺功能亢进症
   D. 甲状腺危象
   E. 呆小症
6. 治疗黏液性水肿的药物是
   A. 丙硫氧嘧啶
   B. 碘化钾
   C. 甲巯咪唑
   D. 甲状腺粉
   E. 普萘洛尔
7. 可造成上呼吸道水肿及严重喉头水肿的药物是
   A. 卡比马唑
   B. 碘化物
   C. 三碘甲状腺原氨酸
   D. 普萘洛尔
   E. 甲状腺粉
8. 不能单独用于甲状腺功能亢进行内科治疗的药物是
   A. 普萘洛尔
   B. 碘化物
   C. 甲巯咪唑
   D. 卡比马唑
   E. 丙硫氧嘧啶
9. 甲巯咪唑的主要不良反应是
   A. 肝损害
   B. 过敏反应
   C. 粒细胞缺乏
   D. 以上都是
   E. 以上都不是

10. 甲状腺功能亢进用丙硫氧嘧啶进行辅助治疗的药理依据
A. 拮抗 TSH
B. 抑制甲状腺素的合成
C. 抑制 5-脱碘酶，使 T_4 向 T_3 转变减少
D. 拮抗甲状腺素的作用
E. 抑制甲状腺素的释放

11. 某患者因甲状腺功能亢进症欲行甲状腺次全切除术，医生在术前 2 周给予患者大剂量复方碘溶液口服，其目的是
A. 增强患者对手术的耐受性
B. 使甲状腺腺体变大，便于手术操作
C. 使甲状腺腺体变小变韧
D. 抑制呼吸道腺体分泌
E. 降低血压

12. 某甲状腺功能亢进症患者因受到严重精神刺激出现高热、多汗、心力衰竭、高血压及电解质紊乱，应首选的药物是
A. 卡比马唑
B. 普萘洛尔
C. 大剂量碘
D. 小剂量碘
E. 丙硫氧嘧啶

二、填空题

1. 小剂量碘化物可参与________的合成，用于治疗________大剂量碘产生抗________作用，可用于________准备和________危象的辅助治疗。

2. 甲巯咪唑是________类抗甲状腺药，此类药物中只有________能抑制外周组织 T_4 转化为 T_3，可作为________、________和________的首选药。

3. 甲亢手术前准备正确使用抗甲状腺药的方案应是，先给________类，术前________周再给________，目的使甲状腺血管网减少，________缩小变硬，利于手术进行。

三、问答题

1. 抗甲状腺药有哪几类？各类有何临床应用？
2. 甲状腺危象可用何药处置？简述其理论依据。
3. 常用的硫脲类药有哪些？简述本类药物的作用机制及临床作用。

参考答案

一、单选题

1. C　2. D　3. A　4. A　5. D　6. D　7. B　8. B
9. D　10. C　11. C　12. C

二、填空题

1. 甲状腺激素　单纯性甲状腺肿　甲状腺　甲亢手术前　甲亢
2. 硫脲　丙硫氧嘧啶　重症甲亢　甲亢危象　妊娠甲亢
3. 硫脲　二　碘化物　腺体

三、问答题

1. 抗甲状腺药有以下四类：①硫脲类：用于甲状腺功能亢进症的内科治疗、甲状腺手术前准备、甲亢危象的辅助治疗。②大剂量碘和碘化物：用于防治单纯性甲状腺肿、甲状腺危象、甲状腺手术前准备。③放射性碘：用于测定甲状腺的摄碘功能，治疗甲状腺功能亢进症。④β受体阻断药：用于控制甲状腺功能亢进症患者心动过速、出汗、震颤、焦虑等症状，甲状腺功能亢进症术前准备。

2. 甲状腺危象可用：①大剂量碘化物治疗：大剂量碘能抑制甲状腺球蛋白水解酶，阻止甲状腺素的释放；抑制甲状腺细胞内的过氧化酶，使 T_3、T_4 的合成减少。②用丙硫氧嘧啶进行辅助治疗，抑制外周组织 T_4 转化为 T_3 及抑制甲状腺素的合成。

3. 常用的硫脲类药有：丙巯氧嘧啶、甲巯咪唑（他巴唑）。作用原理为抑制甲状腺过氧化酶，使甲状腺激素合成减少。临床上常用于：①甲亢的内科治疗；②甲亢手术前准备；③甲亢危象的辅助治疗。

（李春莺）

第三十章　降血糖药

测试题

一、单选题

1. 抢救酮体中毒昏迷患者宜选用
   A. 珠蛋白锌胰岛素
   B. 普通胰岛素
   C. 低精蛋白锌胰岛素
   D. 精蛋白锌胰岛素
   E. 氯磺丙脲
2. 可发生乳酸血症的降血糖药是
   A. 格列本脲
   B. 胰岛素
   C. 甲苯磺丁脲
   D. 二甲双胍
   E. 格列吡嗪
3. 磺酰脲类降糖药的作用机制是
   A. 提高胰岛 A 细胞功能
   B. 刺激胰岛 B 细胞释放胰岛素
   C. 加速胰岛素合成
   D. 抑制胰岛素降解
   E. 促进胰岛素吸收
4. 有严重肝病的糖尿病患者**禁用**的降血糖药是
   A. 结晶锌胰岛素
   B. 氯磺丙脲
   C. 甲苯磺丁脲
   D. 格列本脲
   E. 格列齐特
5. 可用于尿崩症的降血糖药是
   A. 格列本脲
   B. 精蛋白锌胰岛素
   C. 氯磺丙脲
   D. 甲苯磺丁脲
   E. 普通胰岛素
6. 下列引起胰岛素抵抗性诱因的**错误**项是
   A. 严重创伤
   B. 并发感染
   C. 手术
   D. 以上都不是
   E. 以上都是
7. 下述哪种情况**不需**首选胰岛素治疗
   A. 合并严重感染的中度糖尿病
   B. 糖尿病酮症酸中毒
   C. 轻度或中度糖尿病
   D. 幼年重度糖尿病
   E. 合并急性代谢并发症的糖尿病
8. 甲状腺功能亢进伴有中度糖尿病的患者宜选用
   A. 二甲双胍
   B. 氯磺丙脲
   C. 精蛋白锌胰岛素
   D. 格列本脲
   E. 苯乙双胍
9. 能显著增加胰岛素降血糖作用的药物是
   A. 呋塞米
   B. 氢化可的松
   C. 氢氯噻嗪
   D. 普萘洛尔
   E. 肾上腺素
10. 二甲双胍最严重的不良反应是
   A. 精神错乱
   B. 眩晕
   C. 乳酸血症

D. 粒细胞减少
E. 腹痛、腹泻

11. 某1型糖尿病患者，餐后2小时血糖13mmol/L，给予胰岛素静脉滴注，静脉滴注时患者自觉心悸、多汗、手抖，其最有可能的是
A. 静脉滴注速度过快
B. 低血压
C. 药物过敏
D. 低血糖
E. 患者过度紧张

12. 某男性糖尿病患者应用胰岛素治疗，近期因合并感染出现发热等症状，此患者除加用抗菌药物治疗外，还需
A. 增加胰岛素剂量
B. 改用磺酰脲类
C. 减少胰岛素剂量
D. 改用双胍类
E. 改用珠蛋白锌胰岛素

二、填空题

1. 胰岛素的制剂分有________效、________效和________效三类。只有________效类胰岛素才可以静脉给药。抢救伴有酮体酸中毒昏迷患者宜选用________胰岛素。

2. 胰岛素用药过量，可产生的不良反应是________，其处理办法为轻者________，严重者应立即静脉注射________。

3. 口服降血糖药分为________类、________类、________药和________抑制药四类。其中易发生乳酸血症的降血糖药是________类。

4. 阿卡波糖通过抑制________酶，使最终水解生成的________减少，使餐后________降低，故需与________同服才有效。

三、名词解释

1. 极化液　2. 胰岛素休克　3. 反应性高血糖

四、问答题

1. 胰岛素的主要生物学作用是什么？有何临床用途？
2. 简述磺酰脲类降血糖药的临床应用及其药理依据。
3. 简述胰岛素的主要不良反应。

参考答案

一、单选题

1. B　2. D　3. B　4. B　5. C　6. D　7. C　8. C
9. D　10. C　11. D　12. A

二、填空题

1. 短　中　长　短　普通
2. 低血糖症　饮用糖水　50%葡萄糖溶液
3. 磺酰脲　双胍　胰岛素增敏　α-葡萄糖苷酶　双胍

4. α-葡萄糖苷 葡萄糖 血糖 食物

三、名词解释

1. 极化液：将葡萄糖、胰岛糖和氯化钾三者合用，一般称之为极化液，可以促进细胞外钾流向细胞内，防治心肌梗死后心律失常。

2. 胰岛素休克：一般为胰岛素过量，未按时按量进餐或运动过多造成血糖过低，表现为饥饿感、软弱、疲乏、精神不安、面色苍白、大汗、恶心、心悸等。重者可出现精神错乱、震颤、昏迷或惊厥，称之为胰岛素休克。

3. 反应性高血糖：当胰岛素用量较大发生轻度低血糖反应时，引起调节机制的代偿反应，使生长激素、肾上腺素、胰高血糖素和糖皮质激素分泌增加，使血糖水平升高的现象称为反应性高血糖。

四、问答题

1. 胰岛素的生物学作用：①加速葡萄糖的无氧酵解和有氧氧化，促进糖原合成，抑制糖原分解和糖异生；②增加脂肪合成，抑制脂肪分解；③促进蛋白质合成，抑制蛋白质分解；④促进 K^+ 向细胞内流动。

临床主要用于治疗重度糖尿病及其严重并发症，如酮症酸中毒或高渗性糖尿病昏迷，或口服降血糖药无效的糖尿病患者，与葡萄糖、氯化钾联合用于纠正细胞内缺钾。

2. 磺酰脲类：用于胰岛功能未完全丧失的轻中度糖尿病患者，其理论依据是刺激部分尚完好的胰岛 B 细胞释放胰岛素，用于胰岛素抵抗性患者，刺激内源性胰岛素释放，并增强其作用。氯磺丙脲可用于尿崩症，因其能促进抗利尿激素分泌并增强抗利尿激素作用。

3. 胰岛素的主要不良反应是：低血糖，反应性高血糖，过敏反应，胰岛素抵抗（耐受性），注射局部脂肪萎缩。

（李春莺）

第三十一章　抗感染药物概述

测试题

一、单选题

1. 抗菌谱是指
   A. 抗菌药物的抗菌能力
   B. 抗菌药物的杀菌程度
   C. 抗菌药物的抗菌范围
   D. 抗菌药物的疗效
   E. 临床选药的基础

2. 化疗指数是指
   A. ED_{50}/LD_{50}
   B. LD_{50}/ED_{50}
   C. ED_{5}/LD_{95}
   D. LD_{90}/ED_{10}
   E. LD_{5}/ED_{95}

二、名词解释

1. 化疗药物　2. 耐药性（抗药性）　3. 交叉抗药性

参考答案

一、单选题

1. C　2. B

二、名词解释

1. 化疗药物：指防治病原体和寄生虫引起的感染性疾病及恶性肿瘤的药物。

2. 耐药性（抗药性）：在长期反复用药过程中或滥用药后，产生某些病原体对药物敏感性降低，使一些化疗药物对病原体感染的疗效下降，甚至无效，需通过其他途径或更换其他抗菌药物来提高疗效，称为病原体对药物产生耐药性（抗药性）。

3. 交叉抗药性：当病原体对某个化疗药物产生抗药性后，会对该类药物或不同类化疗药物也产生同样抗药性，称为交叉抗药性。

（王瑞婷）

第三十二章 抗生素

测试题

一、单选题

1. 半合成抗生素是
   A. 与天然抗生素作用完全不同
   B. 与天然抗生素结构完全不同
   C. 保留天然抗生素结构改造侧链所得
   D. 保留天然抗生素主要结构改造侧链所得
   E. 完全人工合成所得
2. 与青霉素比较，氨苄西林的抗菌谱特点是
   A. 窄谱
   B. 广谱
   C. 对铜绿假单胞菌有效
   D. 无交叉耐药性
   E. 对厌氧菌有效
3. 青霉素属杀菌剂是由于
   A. 影响细菌蛋白质合成
   B. 抑制核酸合成
   C. 抑制细菌细胞壁黏肽合成
   D. 抑制细菌叶酸代谢
   E. 影响胞浆膜通透性
4. 下列治疗铜绿假单胞菌感染有效药物是
   A. 头孢氨苄
   B. 青霉素
   C. 阿莫西林
   D. 羧苄西林
   E. 红霉素
5. 临床治疗暴发型流行性脑膜炎首选药物是
   A. 磺胺嘧啶
   B. 青霉素
   C. 头孢氨苄
   D. 头孢呋辛
   E. 氯霉素
6. 抢救青霉素过敏性休克首选药是
   A. 肾上腺素
   B. 去甲肾上腺素
   C. 肾上腺皮质激素
   D. 抗组胺药
   E. 多巴胺
7. 肾功能不全的伤寒患者可选用
   A. 氯霉素
   B. 氨苄西林
   C. 头孢拉啶
   D. 红霉素
   E. 青霉素
8. 青霉素类抗生素的共同特点是
   A. 细菌易耐药
   B. 抗菌谱窄
   C. 对革兰阴性杆菌感染有效
   D. 为杀菌剂
   E. 抗铜绿假单胞菌
9. 肾功能不全者禁用下列的药物是
   A. 青霉素
   B. 广谱青霉素
   C. 第一代头孢菌素
   D. 第三代头孢菌素
   E. 第四代头孢菌素
10. 抗铜绿假单胞菌作用最强的头孢菌素是
   A. 头孢氨苄
   B. 头孢孟多

C. 头孢呋辛
D. 头孢他啶
E. 头孢拉定

11. 属单环β-内酰胺类药物是
A. 头孢他啶
B. 氨曲南
C. 头孢噻肟
D. 克拉维酸
E. 舒巴坦

12. 治疗胆道感染可选用
A. 红霉素
B. 林可霉素
C. 克林霉素
D. 庆大霉素
E. 链霉素

13. 金黄色葡萄球菌引起的急慢性骨髓炎下列最佳治疗药是
A. 红霉素
B. 庆大霉素
C. 青霉素
D. 林可霉素
E. 四环素

14. 红霉素对下列细菌感染首选是
A. 大肠杆菌
B. 沙眼衣原体
C. 军团菌
D. 变形杆菌
E. 铜绿假单胞菌

15. 支原体肺炎首选药物是
A. 红霉素
B. 异烟肼
C. 吡哌酸
D. 对氨水杨酸
E. 青霉素

16. 红霉素和林可霉素合用可
A. 扩大抗菌谱
B. 降低毒性
C. 竞争同一作用部位，相互对抗
D. 降低细菌耐药性
E. 增强毒性

17. 氨基糖苷类抗生素对哪种细菌**无效**
A. 厌氧菌
B. 铜绿假单胞菌
C. 革兰阳性菌
D. 革兰阴性菌
E. 支原体

18. 过敏性休克发生率最高的氨基糖苷类抗生素是
A. 庆大霉素
B. 妥布霉素
C. 新霉素
D. 链霉素
E. 阿米卡星

19. 患铜绿假单胞菌感染的肾功能不全患者可选用
A. 多黏菌素E
B. 氨苄西林
C. 庆大霉素
D. 羧苄西林
E. 阿莫西林

20. 庆大霉素与呋塞米合用时易引起
A. 抗菌作用增强
B. 肾毒性减轻
C. 耳毒性加重
D. 利尿作用增强
E. 抗菌作用减弱

21. 鼠疫首选药物是
A. 庆大霉素
B. 链霉素
C. 林可霉素
D. 红霉素
E. 四环素

22. 氨基糖苷类用于治疗泌尿系感染是因
A. 对尿道感染常见致病菌敏感
B. 大量原型药物由肾排出
C. 使肾皮质激素分泌增加
D. 对肾毒性低
E. 不良反应少

23. 下列可引起幼儿牙釉质发育不良并

黄染的药物是
A. 红霉素
B. 四环素
C. 青霉素
D. 林可霉素
E. 氯霉素

24. 应用氯霉素时要注意定期检查
A. 血常规
B. 肝功能
C. 肾功能
D. 尿常规
E. 血糖

25. 多西环素的特点是
A. 抗菌活性比四环素弱
B. $t_{1/2}$较长
C. $t_{1/2}$短
D. 不良反应多
E. 易受食物影响

26. 链霉素口服后分布在下列何处浓度高
A. 肠道
B. 胆汁
C. 前列腺
D. 唾液腺
E. 脑背液

27. 四环素口服吸收后分布于下列何处浓度比血液高
A. 脑脊液
B. 胆汁
C. 前列腺
D. 唾液腺
E. 肠道

二、填空题

1. 青霉素水溶液不稳定，需临用前配制，久置可致________和________。
2. β-内酰胺类抗生素包括________类和________类药。
3. 青霉素产生过敏性休克主要应选用________抢救。
4. 青霉素的常见不良反应有________、________和________。
5. 头孢氨苄属第________代头孢菌素，其优点是________，其主要不良反应是________。
6. β-内酰胺酶抑制剂有________和________等。
7. 螺旋霉素从化学结构上属________类抗生素。
8. 红霉素在________环境中抗菌作用增强。
9. 林可霉素治疗急慢性骨髓炎的原因是________。
10. 红霉素的主要不良反应有________、________和________。
11. 氨基糖苷类的不良反应有________、________和________。
12. 氨基糖苷类药物主要包括________、________和________。
13. 链霉素对________感染和________感染首选。
14. 链霉素发生过敏性休克可选用________和________药物抢救。
15. 庆大霉素对________有特效，对________无效。
16. 阿卡米星与庆大霉素比较的优点有________、________和________等。
17. 妥布霉素在化学结构上属________类抗生素，与庆大霉素比较抗铜绿假单胞菌作用________。
18. 四环素可分为________和________两类，前者包括有________和________等药，后者有________等。
19. 氯霉素的不良反应有________、________、________和________等。

20. 婴幼儿服用四环素易致牙齿黄染，是由于四环素易沉积于________等组织中，故________等人禁用。
21. 四环素类主要不良反应有________、________和________等。
22. 四环素类药物不宜与抗酸药同服的原因是________。
23. 多烯环素属________类抗生素。
24. 伤寒首选药为________，鼠疫首选药为 ________。
25. 螺旋体感染可选用________、________和 ________。

三、名词解释

1. 天然抗生素　2. 半合成抗生素　3. 二重感染　4. 灰婴综合征

四、问答题

1. 简述β-内酰胺类药物的分类及其作用机制。
2. 简述青霉素的不良反应和防治措施。
3. 简述头孢菌素类药物的分类，每类各举一种药物并简述其作用特点。
4. 简述红霉素的主要不良反应及禁忌证。
5. 简述林可霉素的不良反应及禁忌证。
6. 庆大霉素和羧苄西林合用产生协同作用的意义和药理学基础是什么？
7. 试述庆大霉素的抗菌谱特点和不良反应。
8. 四环素类药物的不良反应及其预防措施有哪些？
9. 简述氯霉素的不良反应。

参考答案

一、单选题

1. D	2. B	3. C	4. D	5. B	6. A	7. B	8. D
9. C	10. D	11. B	12. A	13. D	14. C	15. A	16. C
17. A	18. D	19. D	20. C	21. B	22. B	23. B	24. A
25. B	26. A	27. B					

【解析】

1. 磺胺嘧啶和青霉素在脑膜炎时均能进入中枢，可用于治疗流行性脑膜炎，相对而言青霉素的不良反应较轻。

7. 氯霉素和氨苄西林对伤寒患者有效，但氯霉素不良反应较重，头孢拉定属一代头孢菌素，肾毒性大，且对伤寒杆菌无效，故选择氨苄西林。

12. 因红霉素分布在胆汁中浓度高。

16. 红霉素和林可霉素抗菌谱相似，不会扩大抗菌谱，因抗菌机制相同，均抑制蛋白质合成，竞争同一作用部位相互对抗。

二、填空题

1. 药效降低　诱发过敏

2. 青霉素 头孢菌素
3. 0.1%肾上腺素
4. 肌内注射疼痛 过敏反应 中枢症状（头痛、惊厥）
5. 第一代 可口服 肾毒性大
6. 舒巴坦（青霉烷砜） 棒酸（克拉维酸）
7. 大环内酯类
8. 碱性
9. 分布易渗入骨组织
10. 胃肠道 刺激强 肝损害
11. 耳毒性 肾毒性 肌松
12. 链霉素 庆大霉素 阿米卡星 妥布霉素
13. 鼠疫杆菌 结核杆菌
14. 10%葡萄糖酸钙 0.1%肾上腺素
15. 铜绿假单胞菌 结核杆菌
16. 抗菌谱广 毒性较轻 不易产生耐药
17. 氨基糖苷 强 2～4 倍
18. 天然 半合成 四环素 土霉素 多西环素
19. 骨髓抑制 灰婴综合征 二重感染 神经系统损害
20. 骨、牙 孕妇、乳母和 7 岁以下儿童
21. 胃肠道 二重感染 影响骨、牙发育
22. 影响药物吸收
23. 四环素
24. 氯霉素 链霉素
25. 青霉素 四环素 氯霉素

三、名词解释

1. 指从某些微生物新陈代谢产物中提取的，具有抑制或杀灭其他微生物作用的化学物质。

2. 是保留天然抗生素的主要结构（母核），人工改造侧链所得的产品。

3. 在应用广谱抗菌药物过程中，因长期大量用药，体内敏感细菌被抑制，而不敏感细菌得以繁殖，引起新的感染，称为二重感染或菌群交替症。

4. 由于新生儿、早产儿肝药酶系统尚不完善，使氯霉素在肝内代谢减慢，造成氯霉素体内蓄积引起中毒症状，出现循环衰竭、血压下降、呼吸困难、面色苍白、发绀等，称为灰婴综合征。死亡率高，严重肝功能不全的成人患者，用氯霉素也能引起类似的蓄积中毒症状。

四、问答题

1. β-内酰胺类药物包括青霉素类和头孢菌素类。作用机制为：①通过抑制细菌转肽酶而阻碍黏肽合成，从而影响细菌细胞壁合成；②药物与细菌胞浆膜上青霉素结合蛋白（PBPS）结合而致细菌变形死亡。

2. 青霉素的不良反应：①肌内注射疼痛，用青霉素钠盐可减轻。②过敏反应：表现皮疹、血清反应、休克等，用药前先询问过敏史，必须皮试阴性才可注射，凡3天内未用过青霉素类药物需重新做皮试，换用不同批号青霉素也需重做皮试。发生过敏反应应立即停药，过敏休克首选肾上腺素抢救。③静脉滴注过快或剂量大、血药浓度过高可引起中枢反应如头痛、惊厥等，故静脉滴注速度不宜过快，应选用间歇滴注。

3. 常用头孢菌素类可分三代。第一代如头孢氨苄（先锋4号），可口服，抗菌谱以革兰阳性菌为主，抗菌作用较弱，易产生耐药性，肾毒性大；第二代如头孢呋辛，抗菌谱对革兰阳性菌、革兰阴性菌均有效，但对铜绿假单胞菌无效，抗菌作用增强，耐药性产生较慢，肾毒性减小；第三代如头孢哌酮（先锋必），抗菌谱广，对革兰阳性菌、革兰阴性菌、铜绿假单胞菌和厌氧菌等均有效，抗菌作用强，耐药性产生更慢，几乎无肾毒性。

4. 红霉素不良反应主要有：①胃肠道反应：表现恶心、呕吐、厌食等，宜饭后服用。②静脉滴注易引起静脉炎，因本品刺激性强，故静脉滴注时间不宜过长，并注意避免药液外漏。③肝损害：可引起丙氨酸转氨酶（GPT）升高、黄疸等，用药期间应定期查肝功能。

5. 林可霉素的不良反应主要有：①胃肠道反应：如恶心、呕吐、舌炎，长期应用可引起伪膜性肠炎。②过敏反应，如皮疹、药热等。③肝损害：致GPT升高、黄疸等。偶见骨髓抑制。孕妇、哺乳妇女、新生儿禁用，肝肾功能不良者慎用。

6. 氨基糖苷类和β-内酰胺类抗生素合用产生协同作用。氨基糖苷类主要对革兰阴性菌作用强，而β-内酰胺类对革兰阳性菌作用强，两类药物合用，可使抗菌谱扩大，抗菌作用增强。另氨基糖苷类通过抑制细菌蛋白质合成，可对静止期细菌产生强抑制甚至杀菌作用，而β-内酰胺类通过抑制细菌细胞壁合成达到杀菌作用，故对繁殖期细菌效果好。两类药物合用对各期细菌均有强大杀菌作用，明显提高疗效。需注意两药不可混合在同一注射管或瓶内给药，否则会影响药效。

7. 庆大霉素对革兰阴性菌作用强，对某些革兰阳性菌有效，对铜绿假单胞菌有效，而对结核杆菌无效。庆大霉素肾毒性多见，故用药期间应定期查尿；耳毒性先出现前庭支受损，表现眩晕，平衡失调等，应及时停药；本品偶有过敏性休克发生。

8. 四环素类的不良反应有：①胃肠道反应如食欲缺乏、恶心、呕吐等，宜饭后服药。②二重感染（菌群交替症），注意用药时间不宜过长。③对骨及牙齿的发育有影响，故孕妇、乳母及7岁以下儿童禁用。④长期应用会引起肝、肾损害，需定期检查肝、肾功能。⑤可引起各种皮肤过敏反应如皮疹、药热。

9. 氯霉素的不良反应有：①骨髓抑制：多在用药后5～7天后发生，可使白细胞及血小板减少，明显贫血，甚至引起再障性贫血，用药期间须定期查血象。由于骨髓抑制严重，临床少用。②灰婴综合征：多发生在早产儿、新生儿。由于氯霉素在体内蓄积中毒而引起循环衰竭、呼吸抑制、发绀和皮肤苍白等中毒症状。③神经系统反应：本品可致视神经炎、视力障碍，甚至精神症状等。④胃肠道反应。⑤二重感染。⑥氯霉素有肝药酶抑制作用等。

（王瑞婷）

第三十三章　人工合成抗菌药

测试题

一、单选题

1. 适用于烧伤创面铜绿假单胞菌感染的药物是
   A. 磺胺醋酰钠
   B. 磺胺嘧啶银
   C. 磺胺嘧啶
   D. 磺胺甲噁唑
   E. 甲氧苄啶
2. 预防磺胺药发生的泌尿系统损害采用措施是
   A. 与利尿药同服
   B. 酸化尿液
   C. 同时服用碳酸钙
   D. 同时服用碳酸氢钠
   E. 空腹服用
3. 磺胺类药物的作用机制是与细菌竞争
   A. 二氢叶酸合成酶
   B. 二氢叶酸还原酶
   C. 四氢叶酸
   D. 谷氨酸
   E. 叶酸
4. 口服磺胺类药物治疗感染可采用的给药方法是
   A. 空腹服用
   B. 首剂减半
   C. 首剂加倍
   D. 与酸性药物同服
   E. 同服碳酸钙
5. 抗菌谱广，但单独应用易使细菌产生耐药性的药物是
   A. 甲氧苄啶
   B. 氧氟沙星
   C. 环丙沙星
   D. 磺胺嘧啶
   E. 诺氟沙星
6. 可首选治疗流行性脑脊髓膜炎的药物是
   A. 甲氧苄啶
   B. 氧氟沙星
   C. 环丙沙星
   D. 磺胺嘧啶
   E. 磺胺甲噁唑
7. 磺胺类与甲氧苄啶（TMP）合用的结果是
   A. 抗菌作用减弱，抗菌谱增宽
   B. 治疗真菌，病毒感染有效
   C. 增加细菌胞浆膜对药物的通透性
   D. 对细菌叶酸代谢双重阻断
   E. 治疗支原体有效
8. 下列对磺胺药叙述错误的是
   A. 抑制细菌二氢叶酸合成酶
   B. 常采用首剂加倍的方法
   C. PABA能对抗其作用
   D. 是较好的杀菌剂
   E. 可同服碳酸氢钠
9. 诺氟沙星（氟哌酸）的作用原理是
   A. 抑制细菌蛋白质合成
   B. 抑制细菌细胞壁合成
   C. 抑制敏感细菌DNA回旋酶
   D. 改变细菌细胞膜通透性
   E. 抑制细菌叶酸代谢
10. 氟喹诺酮类药物最适用于
    A. 流行性脑脊髓膜炎
    B. 骨关节感染

C. 泌尿系统感染
D. 皮肤疖、痈等
E. 厌氧菌感染

11. 氟喹诺酮类药物**不具有**下列哪些特点
A. 抗菌谱广
B. 抗菌活性强
C. 可用于儿童
D. 与其他常用抗菌药物有交叉耐药性
E. 可用于老人

12. 口服难吸收主要用于肠道感染的磺胺类药物是
A. 磺胺醋酰钠
B. 磺胺嘧啶银
C. 磺胺嘧啶
D. 柳氮磺吡啶
E. 磺胺米隆

13. 磺胺类药物常见的不良反应**不包括**
A. 结晶尿、血尿
B. 新生儿、早产儿黄疸
C. 白细胞减少症
D. 心脏损害
E. 过敏反应

14. 喹诺酮类药物可引起的不良反应**不包括**
A. 消化道反应
B. 血糖升高
C. 中枢反应
D. 氨基转移酶升高
E. 关节损伤

15. 氟喹诺酮类药物**禁用**于儿童和孕妇的主要原因是
A. 导致流产
B. 损害关节
C. 影响生长激素分泌
D. 妨碍乳汁分泌
E. 使婴幼儿牙齿黄染

16. 男性，18 岁，突发高热、头痛伴喷射性呕吐入院，涂片检查出脑膜炎球菌。诊断为暴发型流行性脑脊髓膜炎，应首选下列哪个药物治疗
A. 磺胺嘧啶
B. 青霉素
C. 头孢氨苄
D. 头孢呋辛
E. 复方磺胺甲噁唑

17. 女性，36 岁，用阿莫西林治疗泌尿系感染 3 天，疗效不好，可改用的药物是
A. 新霉素
B. 左氧氟沙星
C. 红霉素
D. 氯霉素
E. 林可霉素

18. 男性，41 岁，上呼吸道感染服用复方磺胺甲噁唑时加服碳酸氢钠的目的是
A. 增强抗菌疗效
B. 加快药物吸收速度
C. 防止过敏反应
D. 防止药物排泄过快
E. 使尿液偏碱性，增加药物溶解度

二、填空题

1. 复方磺胺甲噁唑（SMZ）抑制________，而甲氧苄啶（TMP）抑制________，两者协同阻断细菌________的合成，发挥抑菌或杀菌作用。

2. 磺胺药主要从肾排泄，乙酰化物在酸性尿中易形成________，可采取的措施是________，________。

3. 在磺胺类药物中________易于通过血-脑屏障，可首选治疗流行性脑脊髓膜炎。

4. 氟喹诺酮类药物的作用机制是________，不良反应多见的是________和________。

三、问答题

1. 叙述磺胺类药物的作用机制。

2. 简述磺胺类药的不良反应和防治措施。
3. 说明 SMZ 与 TMP 合用的药理学基础。
4. 氟喹诺酮类药物的主要特点有哪些?

参考答案

一、单选题

1. B　2. D　3. A　4. C　5. A　6. D　7. D　8. D
9. C　10. C　11. C　12. D　13. D　14. B　15. B　16. A
17. B　18. E

二、填空题

1. 二氢叶酸合成酶　二氢叶酸还原酶　四氢叶酸
2. 结晶或血尿　大量饮水　同服碳酸氢钠
3. 磺胺嘧啶
4. 抑制 DNA 回旋酶　消化道反应　中枢神经系统反应

三、问答题

1. 对磺胺药敏感的细菌不能利用环境中的叶酸，需要菌体内通过对氨苯甲酸等物质在二氢叶酸合成酶的催化下，合成二氢叶酸；磺胺药的基本化学结构与对氨苯甲酸（PABA）相似，可与细菌体内对氨苯甲酸竞争二氢叶酸合成酶，阻碍二氢叶酸的合成，影响细菌核酸和蛋白质的合成，从而抑制细菌的生长繁殖。

2. 泌尿系统损害：多饮水并同服碳酸氢钠，用药 5～7 天后应定期查尿，发现结晶尿或血尿应立即停药。过敏反应：服药前询问病史。造血系统反应：用药期间定期查血象，发现不良反应及时停药。高空作业及操纵机器者慎用。胃肠道反应：宜饭后服药。

3. 两药合用可使细菌的叶酸代谢受到双重阻断，且两药的半衰期相近，抗菌谱相似，从而抗菌作用增强，并可达杀菌作用。

4. 氟喹诺酮类药物的主要特点

（1）口服吸收良好，可广泛分布于各组织、体液中。

（2）抗菌谱广，对革兰阴性和部分阳性菌有作用，其中有些品种对铜绿假单胞菌、淋球菌也有强大抗菌作用，对厌氧菌作用弱，与其他抗生素交叉抗药较少。

（3）本类药物用于治疗敏感菌所致的呼吸道感染、泌尿系统感染、肠道感染、前列腺炎、性病、胆道感染，以及难治性结核和革兰阴性杆菌所致的骨、关节、皮肤和软组织等感染。

（4）不良反应多见消化道反应和中枢反应，还可引起关节病变，发生关节病、关节肿胀和肌腱炎等症状，实验室检查还会有氨基转移酶升高、白细胞减少等异常现象。小儿和孕妇禁用。

（聂珍贵）

第三十四章　抗病毒药

测试题

一、单选题

1. 下列主要用于防治甲型流感病毒感染的药物是
   A. 阿昔洛韦
   B. 金刚烷胺
   C. 利巴韦林
   D. 碘苷
   E. 膦甲酸
2. 患儿，男，6 岁，急诊以“单纯疱疹脑炎”收入院，治疗首选的药物是
   A. 阿昔洛韦
   B. 金刚烷胺
   C. 奥司他韦
   D. 利巴韦林
   E. 齐多夫定
3. 全身应用毒性大，仅局部应用的抗病毒药是
   A. 阿昔洛韦
   B. 金刚烷胺
   C. 齐多夫定
   D. 碘苷
   E. 利巴韦林
4. 目前治疗艾滋病首选的药物是
   A. 阿昔洛韦
   B. 金刚烷胺
   C. 齐多夫定
   D. 碘苷
   E. 阿昔洛韦
5. 利巴韦林对下列哪种病毒无效
   A. 甲型流感病毒
   B. 甲型肝炎病毒
   C. 艾滋病
   D. 疱疹病毒
   E. 麻疹病毒

二、填空题

金刚烷胺主要用于________型流感病毒感染，用于其感染的________和________。

参考答案

一、单选题

1. B　2. A　3. D　4. C　5. A

【解析】

2. 阿昔洛韦对Ⅰ型和Ⅱ型单纯疱疹病毒作用最强，易透过生物膜，脑脊液中药物浓度可达血药浓度的 1/2，故为单纯疱疹脑炎治疗首选的药物。

二、填空题

1. 甲　预防　治疗

（李　利）

第三十五章　抗真菌药和抗结核药

测试题

一、单选题

1. 下列具有治疗和预防结核病的药物是
   A. 利福平
   B. 链霉素
   C. 乙胺丁醇
   D. 异烟肼
   E. 对氨水杨酸
2. 下列对异烟肼叙述**错误**的是
   A. 对结核菌有高度选择性
   B. 疗效好，不良反应少
   C. 结核菌不易产生抗药性
   D. 价格低廉
   E. 可口服
3. 与维生素 B_6 合用可预防周围神经炎的药物是
   A. 利福平
   B. 异烟肼
   C. 链霉素
   D. 乙胺丁醇
   E. 吡嗪酰胺
4. 与异烟肼合用易引起肝损害的药物是
   A. 利福平
   B. 链霉素
   C. 对氨基水杨酸
   D. 乙胺丁醇
   E. 司帕沙星
5. 下列可引起球后视神经炎的抗结核药物是
   A. 异烟肼
   B. 利福平
   C. 链霉素
   D. 乙胺丁醇
   E. 吡嗪酰胺
6. 关于异烟肼的描述**错误**的是
   A. 长期应用可致周围神经炎
   B. 长期应用可致抑制凝血因子
   C. 长期应用可致肝脏损害
   D. 单用易产生耐药性
   E. 是治疗结核病的首选药
7. 各型结核病的临床首选药是
   A. 链霉素
   B. 乙胺丁醇
   C. 利福平
   D. 异烟肼
   E. 吡嗪酰胺
8. 吡嗪酰胺最严重的毒性反应是
   A. 肝损害
   B. 肾损害
   C. 心脏毒性
   D. 抑制凝血系统
   E. 关节损伤
9. 长期应用可损害听力的抗结核药是
   A. 利福平
   B. 异烟肼
   C. 乙胺丁醇
   D. 链霉素
   E. 吡嗪酰胺
10. 灰黄霉素主要用于下列哪种真菌感染
    A. 头癣
    B. 隐球菌病
    C. 真菌性脑膜炎
    D. 皮炎芽生菌感染

E. 白色含珠菌感染

11. 对灰黄霉素药理特点的叙述哪一项**不正确**

A. 抑制各种皮肤癣菌

B. 外用无效

C. 脂肪饮食促进吸收

D. 对深部真菌有抑制作用

E. 对细菌无效

12. 治疗深部真菌感染的首选药是

A. 灰黄霉素

B. 制霉菌素

C. 两性霉素 B

D. 酮康唑

E. 咪康唑

13. 下列可用于治疗肠道念珠菌感染的药物是

A. 两性霉素 B

B. 酮康唑

C. 克霉唑

D. 制霉菌素

E. 灰黄霉素

14. 应用两性霉素 B 的注意事项**不包括**

A. 静脉滴注前常服解热镇痛药和抗组胺药

B. 静脉滴注液应用生理盐水稀释

C. 避光滴注

D. 定期查血钾、血尿常规和肝、肾功能等

E. 滴注液中加氢化可的松

15. 静脉滴注时常见寒战、高热、呕吐的药物是

A. 灰黄霉素

B. 制霉菌素

C. 两性霉素 B

D. 克霉唑

E. 酮康唑

16. 一男性结核病患者服用利福平后，尿液颜色变红，原因是

A. 病情加重

B. 药物致肾毒性

C. 药物及代谢产物的颜色

D. 过敏反应

E. 药物致肝毒性

17. 女，64 岁，诊断为白色念珠菌肺炎，应首选何药治疗

A. 灰黄霉素

B. 两性霉素 B

C. 咪康唑

D. 氟康唑

E. 氟胞嘧啶

18. 男性，20 岁，双脚趾间瘙痒，起水疱，脱皮多年，经查有真菌感染，该患者宜选用的外用药为

A. 灰黄霉素

B. 酮康唑

C. 咪康唑

D. 氟康唑

E. 氟胞嘧啶

二、填空题

1. 异烟肼适用于________结核病，因具有________、________、________等优点，列为治疗结核病的________药物。

2. 异烟肼的化学结构与________相似，久用使其缺乏，出现________，故加服________防治。

3. 在抗结核药中，不易产生耐药性的是________；服药后可使尿液呈橘红色的是________；大剂量应用可致视神经炎的是________；具有高效、低毒、广谱，可口服的是________。

4. 抗结核药的临床应用原则包括________、________、________、________。

5. 两性霉素 B 的不良反有________、________、________、________、

________等。

6. 灰黄霉素的抗菌谱较________，其常见的不良反应是________、________。

7. 酮康唑的抗菌谱较________，其常见的不良反应是________、________、________。

三、名词解释

1. 浅部真菌感染　　2. 深部真菌感染

四、问答题

1. 简述异烟肼的不良反应和防治措施。

2. 简述利福平的不良反应和防治措施。

3. 简述乙胺丁醇的不良反应和防治措施。

4. 简述抗结核药分类。

5. 简述灰黄霉素、两性霉素 B 抗真菌作用的临床用途、不良反应及药疗监护注意事项。

参考答案

一、单选题

1. D	2. C	3. B	4. A	5. D	6. B	7. D	8. A
9. D	10. A	11. D	12. C	13. D	14. B	15. C	16. C
17. B	18. C						

二、填空题

1. 各型　高度选择性　疗效好　价格低　首选

2. 维生素 B_6　周围神经炎　维生素 B_6

3. 乙胺丁醇　利福平　乙胺丁醇　异烟肼

4. 早期用药　联合　长期　规律足量

5. 肾损害　低钾血症　肝损害和贫血　注射部位易发生血栓性静脉炎
心律失常　过敏反应

6. 窄　胃肠道反应　神经系统反应

7. 广　胃肠道反应　肝损害　影响雄激素、皮质激素等代谢

三、名词解释

1. 由各种真菌侵犯皮肤、毛发、指（趾）甲等处引起的感染。如头癣、足癣、股癣、体癣和指（趾）甲癣等。

2. 由深部真菌如新型隐球菌、白色念珠菌等引起的深部组织及内脏器官感染。

四、问答题

1. 异烟肼的不良反应和防治措施有下述几种：①肝毒性反应：注意观察肝功能不全症状，并安排患者定期检查肝功能。用药期间应禁酒。②神经毒性反应：注意观察神经系统反

应，长期服用异烟肼时，应加服维生素 B_6；异烟肼可干扰正常糖代谢，并可使糖尿病患者病情恶化，因此糖尿病患者应用此药时，应注意观察糖尿病的病情变化。③一般应空腹服药，如服用后胃肠反应较重，可改为饭后服用。抗酸药能抑制异烟肼吸收，所以不要与异烟肼同服。

2. 利福平的不良反应和防治措施有：①晨起早餐前 1 小时顿服。②对氨水杨酸、巴比妥类及氯氮革可减少本品在肠道的吸收，故不能同服。③肝损害：注意观察肝功能不良症状，并安排病人定期检查肝功能。用药期间应禁酒。④胃肠道反应。⑤过敏反应，出现时应停药。⑥预先告诉患者，利福平及其代谢产物呈橘红色。

3. 乙胺丁醇的不良反应和防治措施：①视神经炎：告诉患者如果出现视力减退，对红绿色分辨能力减低时，应及时向医护人员报告，并定期安排病人作视力和辨色力检查。向病人解释眼部症状停药后易于恢复，以减少惊恐。②胃肠道反应：为减少胃肠道反应，可在用餐时服药。

4. 抗结核病药分为两类：①第一线抗结核病药：包括异烟肼、利福平和乙胺丁醇等。本类药物疗效好，毒性较小，但易产生抗药性。②第二线抗结核病药：包括对氨基水杨酸、乙硫异烟胺等。本类药物抗菌作用弱，毒性较大，但产生抗药性较慢。

5.（1）灰黄霉素：临床主要用于治疗各种癣病。对头癣疗效很好，对体股癣、手足癣及叠瓦癣疗效也较好。

不良反应：①胃肠道反应：恶心、呕吐、腹泻等。②神经系统反应：嗜睡、眩晕或失眠等。③其他：偶见白细胞减少、蛋白尿、黄疸。

药疗监护：①餐中或餐后服用可增加吸收量，尤其油脂饮食较好。②本品可增加乙醇作用，故告诉患者服用期间不宜饮酒。③由于用药疗程较长，故长期服用过程中，应安排患者进行血常规和肝肾功能检查。

（2）两性霉素 B：治疗深部真菌感染的首选药。主要用于治疗各种真菌性肺炎、心内膜炎、脑膜炎及尿路感染等。

不良反应有：①肾损害：常见而严重，表现为蛋白尿、管型尿和尿素氮升高。一般于停药后可恢复。②低钾血症：常发生，因而需补给氯化钾。③肝损害、过敏反应和贫血，较少见。④刺激性：注射部位易发生血栓性静脉炎。⑤心律失常：滴注过快可导致心律失常或心脏停搏。⑥其他：在静脉滴注过程或以后数小时可发生寒战、高热、恶心、呕吐、食欲缺乏、头痛、肌肉痛和关节痛，有时伴有血压降低、眩晕等。

药疗监护：①为减少两性霉素 B 引起的高热、头痛和过敏反应发生，因此静脉滴注前半小时常需给患者服用解热镇痛药和抗组胺药，滴注液中加生理剂量的氢化可的松或地塞米松。②为减少血栓性静脉炎的发生，静脉滴注液应适当稀释，并经常更换注射部位。③两性霉素 B 对光、热不稳定，应在 2～8℃中避光密闭保存。稀释时不能用生理盐水，否则会发生沉淀。④应定期做血、尿常规，肝、肾功能，血钾和心电图检查。

（聂珍贵）

第三十六章　抗恶性肿瘤药

测试题

一、单选题

1. 主要作用于 M 期的抗癌药
   A. 甲氨蝶呤
   B. 长春新碱
   C. 氟尿嘧啶
   D. 环磷酰胺
   E. 肾上腺皮质激素
2. 长期应用抗癌药的主要不良反应是
   A. 口腔炎
   B. 抑制骨髓造血功能
   C. 出血性膀胱炎
   D. 周围神经炎
   E. 神经系统反应
3. 氟尿嘧啶的作用机制
   A. 妨碍纺锤丝形成
   B. 抑制蛋白质合成
   C. 阻碍 RNA 转录
   D. 破坏 DNA 结构和功能
   E. 干扰氨基酸供应
4. 特异作用于 S 期的药物是
   A. 环磷酰胺
   B. 噻替派
   C. 丝裂霉素 C
   D. 甲氨蝶呤
   E. 长春新碱
5. 下列对骨髓**无抑制**作用的药物是
   A. 秋水仙碱
   B. 甲氨蝶呤
   C. 阿糖胞苷
   D. 肾上腺皮质激素
   E. 环磷酰胺
6. 在体外**无抗癌**活性的药物是
   A. 环磷酰胺
   B. 顺铂
   C. 丝裂霉素
   D. 甲氨蝶呤
   E. 阿糖胞苷
7. 白消安适用于
   A. 慢性粒细胞性白血病
   B. 急性粒细胞性白血病
   C. 急性淋巴细胞性白血病
   D. 慢性淋巴细胞性白血病
   E. 再生障碍性贫血
8. 禁用于绝经前乳腺癌的药物是
   A. 雄激素
   B. 己烯雌酚
   C. 环磷酰胺
   D. 氟尿嘧啶
   E. 他莫昔芬
9. 抑制二氢叶酸还原酶的药是
   A. 阿糖胞苷
   B. 甲氨蝶呤
   C. 氟尿嘧啶
   D. 长春碱
   E. 环磷酰胺

二、填空题

1. 需经体内转化才有抗癌作用的药物有________和________。
2. 干扰细胞纺锤丝形成的药物是________和________。

3. 植物类抗癌药有________和________。
4. 对环磷酰胺疗效显著的恶性肿瘤有________、________和________。
5. 周期非特异性抗肿瘤药包括________类、________类和________类。

三、问答题

1. 抗癌药的应用原则是什么？
2. 简述甲氨蝶呤的作用机制和主要应用。
3. 大剂量间歇疗法有哪些优点？

参考答案

一、单选题

1. B　2. B　3. C　4. D　5. D　6. A　7. A　8. B
9. B

二、多选题

1. 氟尿嘧啶　环磷酰胺
2. 长春新碱　秋水仙碱
3. 长春碱　喜树碱
4. 恶性淋巴瘤　急性淋巴细胞性白血病　儿童神经母细胞瘤
5. 烷化剂　抗肿瘤抗生素　激素

三、问答题

1. 主要应用以下原则

(1) 肿瘤细胞周期：增长缓慢的实体瘤，G_0 期细胞多，应先使用周期非特异性药，使瘤体缩小使 G_0 期细胞进入增殖期，再用周期特异性药物杀灭。相反，对生长比率高的肿瘤如急性白血病等，应先用周期特异性药物，杀灭 S 期或 M 期细胞，然后再用周期非特异性药物杀灭其他各期细胞。待 G_0 期细胞进入周期时，重复上述疗程。

(2) 作用机制：不同作用机制的药物合用，一般可增强疗效。

(3) 药物毒性：多数均有抑制骨髓的不良反应，但如泼尼松、长春碱等则较少抑制骨髓，可将此类药联合用药。

(4) 根据抗癌谱选药。

(5) 给药方法：大剂量间歇疗法比小剂量连续给药优点多，可发挥最大作用，又有利于造血系统和免疫系统的修复。

2. 甲氨蝶呤的作用机制：因其化学结构与叶酸相似，可抑制二氢叶酸还原酶的活性，使二氢叶酸不能还原成四氢叶酸，进而抑制 DNA 的生物合成，产生抗癌作用。主要用于儿童急性白血病和绒毛膜上皮癌。也可用于银屑病、同种骨髓移植、器官移植及类风湿关节炎等。

3. 大剂量间歇疗法的优点

（1）一次大剂量给药所杀灭的癌细胞远高于分次用药所能杀灭癌细胞之和。

（2）一次大剂量给药能较多杀灭增殖期细胞，诱导 G_0 期细胞转入增殖期，增加肿瘤细胞对药物的敏感性。

（3）有利于造血系统和免疫系统的修复。

（李宝群）

第三十七章　免疫调节药

测试题

一、单选题

1. 植物药增强免疫功能的主要有效成分是
   A. 生物碱类
   B. 有机酸类
   C. 黄酮苷类
   D. 多糖类
   E. 植物雌激素
2. 左旋咪唑抗类风湿性关节炎的作用是
   A. 激发 T_S细胞对 B 细胞的调节功能
   B. 降低患者血中 IgG 水平
   C. 提高患者血中 IgG 水平
   D. 提高患者血中 IgE 水平
   E. 降低患者血中 IgE 水平
3. 常用于器官移植的免疫抑制剂是
   A. 泼尼松
   B. 环磷酰胺
   C. 环孢素
   D. 硫唑嘌呤
   E. 甲氨蝶呤
4. 环孢素可影响
   A. 巨噬细胞
   B. NK 细胞
   C. T 细胞
   D. B 细胞
   E. 白细胞
5. 治疗自身免疫性溶血性贫血的首选药是
   A. 环磷酰胺
   B. 硫唑嘌呤
   C. 甲氨蝶呤
   D. 泼尼松
   E. 白消安

二、填空题

1. 用于肾移植抗排斥反应的药物有________、________和________。
2. 治疗类风湿关节炎的药物有________、________、________和________。
3. 免疫抑制药的作用特点是________、________、________和________。
4. 免疫抑制剂常见的不良反应有________、________和________。

三、问答题

1. 简述常用免疫抑制剂及其不良反应。
2. 简述免疫增强药的作用及应用。

参考答案

一、单选题

1. D　　2. A　　3. A　　4. C　　5. D

二、填空题

1. 泼尼松　抗淋巴细胞球蛋白　硫唑嘌呤

2. 泼尼松　左旋咪唑　保泰松　大剂量阿司匹林

3. 缺乏选择性　作用与给药时间有关　对初次免疫应答作用强　对再次免疫应答作用弱　某些药物具有抗肿瘤作用

4. 感染　致癌　不育

三、问答题

1. 药物有糖皮质激素、环磷酰胺、环孢素和硫唑嘌呤。不良反应有感染、致癌、不育和致畸。

2. 此类药能激活一种或多种免疫活性细胞，增强机体的非特异性和特异性免疫功能，使低下的免疫功能恢复正常，或具有佐剂作用，增强与之合用的抗原的免疫原性，加速诱导免疫应答反应，或能代替体内缺乏的免疫活性成分，具有免疫替代作用，或对机体的免疫功能具有双向调节作用等。临床用于免疫缺陷病、恶性肿瘤的免疫治疗和难治性细菌或病毒感染。

（李宝群）

第三十八章　抗寄生虫药

测试题

一、单选题

1. 具有抗疟和抗阿米巴作用的药物
   A. 青蒿素
   B. 氯喹
   C. 奎宁
   D. 乙胺嘧啶
   E. 伯氨喹
2. 控制疟疾临床症状的首选药物
   A. 乙胺嘧啶
   B. 伯氨喹
   C. 氯喹
   D. 青蒿素
   E. 奎宁
3. 易致心脏毒性的抗阿米巴药物是
   A. 伯氨喹
   B. 甲硝唑
   C. 乙胺嘧啶
   D. 依米丁
   E. 奎宁
4. 能抑制乙醇代谢的抗阿米巴药物是
   A. 甲硝唑
   B. 氯喹
   C. 乙胺嘧啶
   D. 伯氨喹
   E. 二氯尼特
5. 可治疗肠内外阿米巴病的药物是
   A. 卡巴砷
   B. 氯喹
   C. 伯氨喹
   D. 甲硝唑
   E. 依米丁
6. 具有抗阿米巴和抗滴虫的药物是
   A. 依米丁
   B. 氯喹
   C. 伯氨喹
   D. 甲硝唑
   E. 二氯尼特
7. 具有抗血吸虫病和抗绦虫的药物是
   A. 阿苯哒唑
   B. 左旋咪唑
   C. 吡喹酮
   D. 噻苯唑
   E. 氯喹
8. 既可驱肠道寄生虫又可调节免疫功能的药物是
   A. 阿苯达唑
   B. 哌嗪
   C. 左旋咪唑
   D. 甲苯咪唑
   E. 氯喹
9. 控制疟疾复发和传播的药物是
   A. 依米丁
   B. 氯喹
   C. 伯氨喹
   D. 甲硝唑
   E. 哌嗪
10. 治疗蛲虫首选的药是
    A. 左旋咪唑
    B. 恩波吡维铵
    C. 噻嘧啶
    D. 奥克太尔（酚嘧啶）
    E. 哌嗪
11. 抢救脑型疟疾宜选用

A. 氯喹
B. 青蒿素
C. 伯氨喹
D. 奎宁
E. 乙胺嘧啶

12. 甲硝唑**不具有**下列何种作用
A. 抗阿米巴原虫
B. 抗血吸虫
C. 抗滴虫
D. 抗厌氧菌
E. 抗贾第鞭毛虫

13. 治疗阴道滴虫病的首选药物是
A. 甲硝唑
B. 替硝唑
C. 乙酰胂胺
D. 土霉素
E. 依米丁

14. 伯氨喹引起急性溶血性贫血是由于
A. 特异质反应
B. 毒性反应
C. 二氢叶酸合成酶缺乏
D. 二氢叶酸还原酶缺乏
E. 过敏反应

15. 进入疟区前病因性预防的常规药是
A. 氯喹
B. 伯氨喹
C. 奎宁
D. 乙胺嘧啶
E. 青蒿素

16. 对猪肉及牛肉绦虫均有良好疗效的药物是
A. 左旋咪唑
B. 阿苯达唑
C. 氯硝柳胺
D. 噻嘧啶
E. 哌嗪

17. 对蛔虫、钩虫、蛲虫、鞭虫、绦虫都有效的药物是
A. 哌嗪
B. 左旋咪唑
C. 噻嘧啶
D. 甲苯咪唑
E. 甲硝唑

18. 治疗血吸虫病疗效高、疗程短、毒性低的药物是
A. 吡喹酮
B. 氯喹
C. 酒石酸锑钾
D. 甲硝唑
E. 奎宁

19. 丝虫病宜选
A. 酒石酸锑钾
B. 吡喹酮
C. 氯硝柳胺
D. 乙胺嗪
E. 伯氨喹

20. 女性，45 岁，已婚，近日阴道分泌物增多，且有异味，经化验检查，诊断为滴虫性阴道炎，应首选哪种药物治疗
A. 恩波吡维铵
B. 替硝唑
C. 乙酰胂胺
D. 甲硝唑
E. 依米丁

21. 男童，4 岁，近日来肛门奇痒，经化验检查发现蛲虫卵，应首选何药治疗
A. 甲硝唑
B. 恩波吡维铵
C. 噻嘧啶
D. 奥克太尔（酚嘧啶）
E. 氯喹

22. 一健康男性，因公出差将进入一疟疾流行区，为防止感染，应服用何药作为病因性预防
A. 伯氨喹
B. 乙胺嘧啶
C. 青嵩素
D. 奎宁

E. 氯喹

23. 女性，25 岁，近日来经常腹痛、腹泻，便中混有脓血，经化验检查，便中查出溶组织内阿米巴滋养体，诊断为阿米巴痢疾，应选用何药治疗

A. 哌嗪
B. 左旋咪唑
C. 依米丁
D. 甲苯咪唑
E. 甲硝唑

二、填空题

1. 主要用于控制症状的抗疟药有________、________、________，可抑制或杀灭________期疟原虫。
2. 氯喹的作用有________、________、________。
3. 氯喹的抗疟作用特点是________、________、________。
4. 奎宁主要用于耐氯喹的________疟疾，静脉滴注用于抢救________疟疾。
5. 伯氨喹杀灭________期疟原虫，以控制良性疟疾的________，并可杀灭人体血液中的________以控制疟疾________。
6. 乙胺嘧啶对各型疟疾________期的疟原虫均有抑制作用，是________的首选药。
7. 良性疟疾的根治宜选________，恶性疟疾的根治宜选________。
8. 甲硝唑的作用有________、________、________、________。
9. 配子体是疟疾________的根源，对配子体有直接杀灭作用的药物是________。

三、问答题

乙胺嘧啶与磺胺类药物合用于抗疟是否合理？为什么？

参考答案

一、项选题

1. B	2. B	3. D	4. A	5. D	6. D	7. C	8. C
9. C	10. B	11. B	12. B	13. A	14. A	15. D	16. C
17. D	18. A	19. D	20. D	21. B	22. B	23. E	

二、填空题

1. 氯喹 奎宁 青蒿素 红细胞内期
2. 抗疟作用 抗阿米巴作用 抗免疫作用
3. 迅速 强大 持久
4. 恶性 脑型
5. 迟发型红细胞外期 复发 配子体 传播
6. 速发型红细胞外期 预防
7. 氯喹和伯氯喹 氯喹
8. 抗阿米巴原虫 抗滴虫 抗厌氧菌 抗贾第鞭毛虫

9. 传播　伯氨喹

三、问答题

乙胺嘧啶与磺胺类药物合用于抗疟是合理的。乙胺嘧啶通过抑制二氢叶酸还原酶，阻止疟原虫体内二氢叶酸还原成四氢叶酸。磺胺类药物通过竞争性抑制二氢叶酸合成酶，阻止二氢叶酸合成。因此，两药合用则可双重阻断虫体叶酸代谢，使其抗疟作用明显增强，并可减少耐药性的产生。

（聂珍贵）

第三十九章　消毒防腐药

测试题

一、单选题

1. 消毒防腐药**不包括**
   A. 酚类
   B. 醇类
   C. 碱类
   D. 酸类
   E. 氧化剂
2. 消毒防腐药抗菌作用的主要方式**不包括**
   A. 一般原浆毒
   B. 干扰酶系统
   C. 氧化、水解或脱水
   D. 抑制 DNA 复制
   E. 破坏细胞膜或改变膜通透性
3. **不用于**外科手术器械的消毒药是
   A. 苯酚
   B. 乙醇
   C. 甲醛
   D. 氯己定
   E. 甲酚
4. **不用于**环境的消毒药是
   A. 酚来苏
   B. 甲醛
   C. 乳酸
   D. 乙醇
   E. 次氯酸钠
5. 酸类消毒防腐药**不包括**
   A. 碳酸
   B. 硼酸
   C. 乳酸
   D. 醋酸
   E. 水杨酸
6. 属于消毒防腐药是
   A. 碘
   B. 红汞
   C. 甲紫
   D. 乙醇
   E. 以上都是
7. 影响消毒防腐药作用的因素**不包括**
   A. 体液 pH
   B. 温度
   C. 湿度
   D. 药物浓度
   E. 微生物的敏性
8. 下列关于乙醇的叙述**错误**的是
   A. 具有脱水与凝固蛋白作用
   B. 70%浓度杀菌力最强
   C. 对芽孢有作用
   D. 可用作皮肤消毒
   E. 40%～60%溶液可防治褥疮
9. 表面活性剂对下列哪种病原体作用强
   A. 革兰阳性菌
   B. 真菌
   C. 芽孢
   D. 病毒
   E. 真菌
10. 苯酚对下列哪种病原体**无效**
   A. 革兰阳性菌
   B. 病毒
   C. 真菌
   D. 结核杆菌
   E. 革兰阴性菌

二、填空题

1. 消毒防腐药抗菌的主要方式有________、________、________和________。
2. 影响消毒防腐药作用的因素包括________、________和________。
3. 消毒防腐药的主要分类有________、________、________、________和________。
4. 酚类消毒防腐药有________、________和________。

三、名词解释

1. 消毒药　　2. 防腐药　　3. 消毒防腐药

四、问答题

1. 简述乙醇在消毒方面的应用。
2. 简述消毒防腐药抗菌作用的主要方式。

参考答案

一、单选题

1. C　　2. D　　3. B　　4. D　　5. A　　6. D　　7. A　　8. C
9. A　　10. B

二、填空题

1. 原浆毒可使细菌蛋白质凝固变性　干扰病原微生物酶系统　氧化作用　破坏细胞膜或改变膜通透性
2. 药物浓度和作用时间　溶酶的影响　环境的影响
3. 酚类　醇类　酸类　醛类　卤素类
4. 苯酚　甲酚　麝香草酚

三、名词解释

1. 清毒药：是指能迅速杀灭病原微生物的药物。
2. 防腐药：是指能抑制微生物生长繁殖的药物。
3. 消毒防腐药：消毒药是指能迅速杀灭病原微生物的药物，防腐药是指能抑制微生物生长繁殖的药物。两者之间无严格的界限，低浓度的消毒药也可作抑菌药使用，而高浓度的防腐药在某些条件下也可作消毒药使用，因此，它们总称为消毒防腐药。

四、问答题

1. 常用作皮肤及一般器械消毒，不用于外科手术器械消毒。
2. 原浆毒可使细菌蛋白质凝固变性；干扰病原微生物酶系统；氧化作用；破坏细胞膜或改变膜通透性。

（沈云帼）

第四十章 维生素

测试题

一、单选题

1. 具有维持上皮组织正常功能、促进正常生长发育的药物是
   A. 维生素 D
   B. 维生素 A
   C. 维生素 E
   D. 维生素 C
   E. 维生素 K
2. 用于治疗夜盲症、角膜软化症、眼干燥症的是
   A. 维生素 A
   B. 维生素 B_1
   C. 维生素 B_6
   D. 维生素 C
   E. 维生素 D
3. 防治口角炎、舌炎可选用
   A. 维生素 A
   B. 维生素 B_2
   C. 维生素 B_6
   D. 维生素 C
   E. 维生素 E
4. 缺乏可导致脚气病的是
   A. 维生素 A
   B. 维生素 B_1
   C. 维生素 B_6
   D. 维生素 C
   E. 维生素 D
5. 缺乏可导致糙皮病的是
   A. 维生素 A
   B. 维生素 B_1
   C. 烟酸
   D. 维生素 C
   E. 维生素 D
6. 缺乏可导致坏血病的是
   A. 维生素 A
   B. 维生素 B_1
   C. 维生素 B_6
   D. 维生素 C
   E. 维生素 E
7. 长期大量服用维生素 C 突然停药，可出现
   A. 皮肤角化症
   B. 肝损害
   C. 坏血病症状
   D. 蛋白尿
   E. 佝偻病
8. 对钙磷代谢和小儿骨骼生长有重要影响的是
   A. 维生素 A
   B. 维生素 D
   C. 维生素 C
   D. 维生素 E
   E. 维生素 E
9. 防治佝偻病、骨软化症选用
   A. 维生素 A
   B. 维生素 B_1
   C. 维生素 B_6
   D. 维生素 D
   E. 维生素 C
10. 治疗习惯性流产、先兆流产应选用
   A. 维生素 B_1
   B. 维生素 E
   C. 维生素 C

D. 维生素 B_6

E. 烟酸

11. 某幼儿，女，1 岁，方颅，轻度串珠和郝氏沟，轻度“O”型腿，医院诊断为佝偻病。应选用何种维生素补充治疗？

A. 维生素 A

B. 维生素 B

C. 维生素 C

D. 维生素 D

E. 维生素 E

12. 某幼儿，男，15 个月，出现口腔黏膜出血，小腿部肿痛且压痛显著，膝部与踝部皮肤出现瘀点，经医院诊断为坏血病。应选用何种维生素补充治疗？

A. 维生素 A

B. 维生素 B

C. 维生素 C

D. 维生素 D

E. 维生素 E

二、填空题

1. 维生素 ________可用于妊娠、放射病及抗癌药所致的呕吐。
2. 患有神经炎是由于缺乏维生素 ________。
3. 缺乏维生素________与佝偻病病症有关。
4. 坏血病是由于缺乏维生素________引起的。
5. 用于脚气病防治的是维生素________。
6. 维生素________可用于治疗铅、汞、砷、苯等慢性中毒时引起的肝损害的肝损害。
7. 患有夜盲症是由于缺乏维生素________。
8. 参与视紫红质的合成，增强视网膜的感光力的是维生素________。
9. 维生素________大剂量可治疗克山病急性发作。
10. 治疗习惯性流产、先兆流产和不育症可应用维生素________。

三、问答题

1. 维生素有哪些分类？各分类主要包括哪些药？
2. 常用水溶性维生素及其主要临床作用有哪些？
3. 常用脂溶性维生素及其主要临床作用有哪些？

参考答案

一、单选题

1. B　2. A　3. B　4. B　5. C　6. D　7. C　8. B
9. D　10. B　11. C　12. C

二、填空题

1. B_6　2. B_1　3. D　4. C　5. B_1　6. C　7. A　8. A　9. C　10. E

三、问答题

1. 维生素可分为水溶性和脂溶性两类。水溶性维生素包括有维生素 B_1、B_2、B_6，烟酸，烟酰胺和维生素 C 等。脂溶性维生素有维生素 A、D、K、E 等。

2. 维生素 B_1 主要用于防治脚气病，也可用作神经炎、心肌炎、营养不良等的辅助治疗；维生素 B_2（核黄素）主要用于治疗舌炎、口角炎、角膜炎等核黄素缺乏症；维生素 B_6 用于防治异烟肼中毒引起的精神兴奋和周围神经炎等，也可用于妊娠、放射病及抗癌药所致的呕吐等；烟酸主要治疗糙皮病，对舌炎、口炎、顽固性腹泻等也有效，大剂量可治疗内耳眩晕症和外周血管疾病；维生素 C 用于防治坏血病，也可用于各种急、慢性传染性疾病、肝损害及紫癜等辅助治疗，大剂量可治疗克山病急性发作。

3. 维生素 A 主要用于防治夜盲症、角膜软化症、眼干燥症及皮肤粗糙等；维生素 D 用于佝偻病、骨软化症及甲状旁腺功能减退等疾病的防治；维生素 E 主要用于治疗习惯性流产、先兆流产和不育症，也用于进行性肌营养不良、神经系统、心血管系统等疾病的辅助治疗。

（杨丽珠）

模拟试卷（一）

考试时间：120 分钟　　卷面分数：100 分　　考试日期：　　年　月　日

一、单项选择题

1. 药物的吸收过程是指
   A. 药物与作用部位结合
   B. 药物进入胃肠道
   C. 药物随血液分布到各组织器官
   D. 药物从给药部位进入血液循环
   E. 静脉给药
2. 部分激动剂是
   A. 与受体亲和力强，无内在活性
   B. 与受体亲和力强，内在活性强
   C. 与受体亲和力强，内在活性弱
   D. 与受体亲和力弱，内在活性弱
   E. 与受体亲和力弱，内在活性强
3. 具有首关（过）效应的给药途径是
   A. 静脉注射
   B. 肌内注射
   C. 直肠给药
   D. 口服给药
   E. 舌下给药
4. 药效动力学是研究
   A. 药物对机体的作用和作用规律的科学
   B. 药物作用原理的科学
   C. 药物临床用量
   D. 药物对机体的作用规律和作用机制的科学
   E. 药物的不良反应
5. 毛果芸香碱临床主要用于
   A. 胃肠痉挛
   B. 尿潴留
   C. 腹气胀
   D. 青光眼
   E. 重症肌无力
6. 治疗青霉素过敏性休克应首选
   A. 间羟胺
   B. 多巴胺
   C. 异丙肾上腺素
   D. 去甲肾上腺素
   E. 肾上腺素
7. 具有明显中枢兴奋性的拟肾上腺素药是
   A. 去甲肾上腺素
   B. 肾上腺素
   C. 多巴胺
   D. 麻黄碱
   E. 异丙肾上腺素
8. 治疗三叉神经痛下列首选药是
   A. 苯妥英钠
   B. 扑痫酮
   C. 卡马西平
   D. 哌替啶
   E. 氯丙嗪
9. 碳酸锂主要用于治疗
   A. 帕金森病
   B. 精神分裂症
   C. 躁狂症
   D. 抑郁症
   E. 焦虑症
10. 抢救吗啡急性中毒可用
    A. 芬太尼
    B. 纳洛酮
    C. 美沙酮
    D. 哌替啶
    E. 喷他佐辛
11. 解热镇痛抗炎药作用机制是

A. 激动阿片受体
B. 阻断多巴胺受体
C. 促进前列腺素合成
D. 抑制前列腺素合成
E. 中枢大脑皮质抑制

12. 预防心绞痛发作常选用
A. 硝酸甘油
B. 普萘洛尔
C. 美托洛尔
D. 硝苯地平
E. 硝酸异山梨酯

13. 伴肾功能不全的高血压患者应选用
A. 利血平
B. 氢氯噻嗪
C. 胍乙啶
D. 卡托普利
E. 普萘洛尔

14. 下列利尿作用最强的药物是
A. 呋塞米
B. 氨苯蝶啶
C. 布美他尼
D. 依他尼酸
E. 乙酰唑胺

15. 双香豆素过量引起的出血可选用的解救药是
A. 叶酸
B. 维生素 K
C. 鱼精蛋白
D. 氨甲苯酸
E. 尿激酶

16. 糖皮质激素用于治疗严重细菌感染的目的是
A. 加强抗生素的抗菌作用
B. 提高机体抗病能力
C. 抗炎、抗毒素、抗休克、抗过敏
D. 加强心肌收缩力
E. 改善微循环用

17. 用于甲状腺手术前准备，使腺体缩小和血管减少，有利手术进行的药物是
A. 甲巯咪唑
B. 甲硫氧嘧啶
C. ^{131}I
D. 卡比马唑
E. 碘化钾

18. 磺酰脲类降血糖药的作用机制是
A. 提高胰岛 A 细胞功能
B. 刺激胰岛 B 细胞释放胰岛素
C. 加速胰岛素合成
D. 抑制胰岛素降解
E. 以上都不是

19. 治疗胆道感染可选用
A. 红霉素
B. 林可霉素
C. 链霉素
D. 氯霉素
E. 庆大霉素

20. 肾功能不全者的伤寒患者可选用
A. 氯霉素
B. 氨苄西林
C. 头孢拉啶
D. 红霉素
E. 四环素

21. 庆大霉素与呋塞米合用时易引起
A. 抗菌作用增强
B. 肾毒性减轻
C. 耳毒性加重
D. 利尿作用增强
E. 肾毒性加重

22. 减轻磺胺药对泌尿系统的不良反应，增加磺胺药的溶解度，可合用
A. 氧化镁
B. 氢氧化铝
C. 碳酸钙
D. 碳酸氢钠
E. 氯化钾

23. 治疗深部真菌感染的首选药是
A. 灰黄霉素
B. 制霉菌素

C. 两性霉素B
D. 酮康唑
E. 克霉唑

24. 可引起球后视神经炎的抗结核药物是
A. 异烟肼
B. 利福平
C. 链霉素
D. 乙胺丁醇
E. 吡嗪酰胺

25. 特异作用于S期的药物是
A. 环磷酰胺
B. 噻替哌
C. 丝裂霉素C
D. 长春新碱
E. 甲氨蝶呤

26. 氯霉素的不良反应有
A. 过敏性哮喘
B. 头痛
C. 抑制骨髓造血系统
D. 低钾血症
E. 体位性低血压

27. 氢氯噻嗪的不良反应有
A. 过敏性哮喘
B. 心功能抑制
C. 抑制骨髓造血系统
D. 低钾血症
E. 体位性低血压

28. 阿司匹林的不良反应有
A. 过敏性哮喘
B. 头痛
C. 抑制骨髓造血系统
D. 低钾血症
E. 体位性低血压

29. 哌替啶的不良反应有
A. 过敏性哮喘
B. 心律失常
C. 抑制骨髓造血系统
D. 低钾血症
E. 体位性低血压

30. 一氧化碳中毒窒息可选用
A. 士的宁
B. 尼可刹米
C. 咖啡因
D. 奎尼丁
E. 左旋多巴

二、填空题

1. 一线抗结核药包括异烟肼、链霉素________和________等。
2. β-内酰胺类抗生素包括有________和________两类。
3. 治疗癫痫大发作应首选药物________和________等。
4. 激动剂是指药物与受体的亲和力________，内在活性________。
5. 研究药物对机体作用规律的科学叫________学，研究机体对药物影响的科学叫________学。

三、名词解释

1. 血浆半衰期　2. 不良反应　3. 半合成抗生素　4. 抗药性　5. 极量

四、问答题

1. 试述药物被动转运的特点。

2. 简述糖皮质激素的不良反应。

3. 简述红霉素的主要不良反应及防治措施。

参考答案

一、单项选择题

1. D	2. C	3. D	4. D	5. D	6. E	7. D	8. C
9. C	10. B	11. D	12. E	13. D	14. A	15. B	16. C
17. E	18. B	19. A	20. B	21. C	22. D	23. C	24. D
25. E	26. C	27. D	28. A	29. E	30. B		

二、填空题

1. 利福平　乙胺丁醇

2. 青霉素类　头孢菌素类

3. 苯妥英钠　苯巴比妥

4. 强　强

5. 药效学　药物代谢动力学

三、名词解释

1. 指血浆中药物浓度下降一半所需时间。

2. 用药后出现与治疗目的无关的作用。

3. 是保留天然抗生素的主要结构（母核），人工改造侧链所得的新产品。

4. 在长期反复用药或滥用药过程，使一些化疗药物对病原体感染的疗效下降，甚至无效，虽通过更换药物来提高疗效。

5. 是由《中华人民共和国药典》规定允许使用的最大剂量，也是医生用药选择剂量的最大限度。

四、问答题

1. 被动转运特点是：①顺浓度差（梯度）进行，达膜两侧平衡为止；②不耗能；③不需载体，无竞争性抑制；④分子小，高脂溶性，极性小，非解离型易被转运。

2. 糖皮质激素的主要不良反应：①类肾上腺皮质功能亢进症；②诱发加重感染；③诱发加重溃疡；④抑制或延缓儿童生长、发育；⑤晶体后部包囊下白内障、青光眼；⑥欣快、失眠，诱发癫痫或精神失常；⑦延缓伤口愈合。

3. 红霉素不良反应主要有：①胃肠道反应，宜饭后服用；②静脉滴注易引起静脉炎，因本品刺激性强，注意避免药液外漏；③肝损害，用药期间应定期查肝功能。

（肖顺贞　李湘萍）

模拟试卷（二）

考试时间：120 分钟　卷面分数：100 分　考试日期：　年　月　日

一、单项选择题

1. 两种药物联合应用总的药效为各药单独作用效应之和时，称为药物的
   A. 相加作用
   B. 增强作用
   C. 拮抗作用
   D. 联合作用
   E. 协同作用
2. 药物的肝肠循环可影响
   A. 药物的体内分布
   B. 药物的代谢
   C. 药物作用出现快慢
   D. 药物作用持续时间
   E. 药物的药理效应
3. 弱酸性药物在碱性尿液中
   A. 解离少，再吸收多，排泄慢
   B. 解离少，再吸收少，排泄快
   C. 解离多，再吸收多，排泄慢
   D. 解离多，再吸收少，排泄快
   E. 解离多，再吸收多，排泄快
4. 药物的血浆半衰期指
   A. 药物效应降低一半所需时间
   B. 药物被代谢一半所需时间
   C. 药物被排泄一半所需时间
   D. 药物毒性减少一半所需时间
   E. 药物血浆浓度下降一半所需时间
5. 外周 M 受体激动时，可使
   A. 骨骼肌兴奋
   B. 血管收缩，瞳孔散大
   C. 心脏抑制，腺体分泌，胃肠平滑肌收缩
   D. 血压升高，眼压降低
   E. 心脏兴奋，血管扩张，平滑肌松弛
6. 防治腰麻引起低血压，应选用
   A. 多巴胺
   B. 异丙肾上腺素
   C. 去甲肾上腺素
   D. 麻黄碱
   E. 间羟胺
7. 普萘洛尔的禁忌证是
   A. 窦性心动过速
   B. 高血压
   C. 心绞痛
   D. 甲状腺功能亢进症
   E. 支气管哮喘
8. 治疗癫痫持续状态的首选药物是
   A. 硫喷妥钠
   B. 苯妥英钠
   C. 地西泮（安定）
   D. 水合氯醛
   E. 氯丙嗪
9. 氯丙嗪过量引起低血压应选用
   A. 多巴胺
   B. 异丙肾上腺素
   C. 去甲肾上腺素
   D. 肾上腺素
   E. 多巴酚丁胺
10. 骨折剧痛应选用
    A. 纳洛酮
    B. 阿托品
    C. 吲哚美辛
    D. 哌替啶
    E. 可待因
11. 尼可刹米（可拉明）临床常用的给药方法是

A. 口服
B. 皮下注射
C. 单次静脉给药
D. 间歇静脉注射
E. 舌下含服

12. 治疗强心苷中毒引起的窦性心动过缓可选用
A. 阿托品
B. 苯妥英钠
C. 氯化钾
D. 利多卡因
E. 氨茶碱

13. 伴心动过速的高血压患者应选用
A. 可乐定
B. 肼屈嗪
C. 硝苯地平
D. 普萘洛尔
E. 硝普钠

14. 下列与呋塞米合用易增加耳毒性的抗生素是
A. 林可霉素类
B. β-内酰胺类
C. 四环素类
D. 大环内酯类
E. 氨基苷类

15. 肝素过量引起的出血可选用的解救药是
A. 叶酸
B. 维生素 K
C. 鱼精蛋白
D. 氨甲环酸
E. 双香豆素

16. 糖皮质激素对血液成分的影响正确描述的是
A. 减少血中中性白细胞数
B. 减少血中红细胞数
C. 抑制骨髓生成红细胞
D. 减少血中淋巴细胞数
E. 减少血中血小板浓度

17. 治疗甲状腺功能减退症的药物是
A. 丙硫氧嘧啶
B. 碘化钾
C. 甲巯咪唑
D. ^{131}I
E. 甲状腺素

18. 能显著增加胰岛素降血糖作用的药物是
A. 呋塞米
B. 氢化可的松
C. 氢氯噻嗪
D. 普萘洛尔
E. 地塞米松

19. 青霉素属杀菌剂是由于
A. 影响细菌蛋白质合成
B. 抑制核酸合成
C. 抑制细菌细胞壁粘肽合成
D. 抑制核酸合成
E. 影响细菌叶酸摄取

20. 鼠疫首选药物是
A. 庆大霉素
B. 链霉素
C. 林可霉素
D. 红霉素
E. 磺胺嘧啶

21. 应用氯霉素时要注意定期检查
A. 血常规
B. 肝功能
C. 肾功能
D. 尿常规
E. 心电图

22. 预防磺胺类药物发生泌尿系统损害采用措施是
A. 与利尿药同服
B. 酸化尿液
C. 大剂量短疗程用药
D. 小剂量间歇用药
E. 多饮水

23. 灰黄霉素主要用于下列哪种真菌感染
A. 头癣
B. 隐球菌病

C. 真菌性脑膜炎

D. 皮炎芽生菌感染

E. 皮肤、黏膜金葡菌感染

24. 具有治疗和预防结核病的药物是

A. 利福平

B. 链霉素

C. 乙胺丁醇

D. 吡嗪酰胺

E. 异烟肼

25. 主要作用于M期的抗癌药

A. 甲氨蝶呤

B. 长春新碱

C. 氟尿嘧啶

D. 环磷酰胺

E. 巯嘌呤

26. 癫痫大发作伴肾功能不全可选用

A. 左旋多巴

B. 哌甲酯

C. 硝酸甘油

D. 苯妥英钠

E. 美托洛尔

27. 小儿遗尿症可选用

A. 左旋多巴

B. 哌甲酯

C. 氢氯噻嗪

D. 苯妥英钠

E. 利多卡因

28. 药物作用开始的快慢主要取决于

A. 药物浓度

B. 药物理化性质

C. 药物剂型

D. 药物吸收程度

E. 药物吸收速度

29. 用于震颤麻痹治疗的药物是

A. 左旋多巴

B. 哌甲酯

C. 硝苯地平

D. 苯妥英钠

E. 利血平

30. 无吸收过程的给药途径

A. 吸入给药

B. 舌下给药

C. 皮下给药

D. 直肠给药

E. 口服给药

二、填空题

1. 二线抗结核药包括________和________等。

2. 氨基糖苷类药物有________、________和链霉素等。

3. 癫痫失神小发作可首选________和________药物治疗。

4. 药物的治疗作用可分为________和________。

5. 拮抗剂是指药物与受体的亲和力________，内在活性________。

三、名词解释

1. 生物利用度　2. 耐受性　3. 天然抗生素　4. 肝肠循环　5. 治疗量

四、问答题

1. 试述血浆半衰期及其临床意义。

2. 简述硝酸甘油的主要不良反应。

3. 试述庆大霉素的抗菌谱特点和不良反应。

参考答案

一、单项选择题

1. E	2. D	3. D	4. E	5. C	6. D	7. E	8. C
9. C	10. D	11. D	12. A	13. D	14. E	15. C	16. D
17. E	18. D	19. C	20. B	21. A	22. E	23. A	24. E
25. B	26. D	27. B	28. E	29. A	30. C		

二、填空题

1. 对氨水杨酸　吡嗪酰胺
2. 庆大霉素　阿米卡星
3. 乙琥胺　丙戊酸钠
4. 对因　对症
5. 强　无

三、名词解释

1. 指药物被机体吸收进入体循环的相对分量和速度。

2. 指患者连续用药后出现药效降低，需加大剂量才能达到应有效应。

3. 指从某些微生物新陈代谢产物中提取的，具有抑制或杀灭其他微生物作用的化学物质。

4. 某些药物或代谢物经胆汁排泄进入肠道水解后，再吸收入血，这种胆汁排泄又重吸收的现象称肝肠循环。

5. 能对机体产生明显药效又不引起毒性反应的剂量。

四、问答题

1. 血浆半衰期是指血浆中药物浓度下降一半所需的时间，其临床意义是：①合理用药间隔的重要依据；②重复多次给药后经 5 个半衰期可达稳态血药浓度；③一次给药后，经 5 个半衰期后体内药物 95%以上消除，则药物作用基本消除。

2. 硝酸甘油的不良反应主要由血管扩张引起，皮肤潮红，搏动性头痛，心率加快，体位性低血压，眼内压和颅内压增高，连续应用易出现耐受性。

3. 庆大霉素对革兰阴性菌作用强，对某些革兰阳性菌有效，对铜绿假单胞菌有效，而对结核菌无效。庆大霉素肾毒性多见，故用药期间应定期查尿；耳毒性先出现前庭支受损，表现眩晕、平衡失调等，应及时停药；本品偶有过敏性休克发生。

（肖顺贞　李湘萍）